# Ameen Marashi

## Retinopatia diabética clínica

**Ameen Marashi**

# Retinopatia diabética clínica

## Passo a passo para a gestão e tomada de decisões

**ScienciaScripts**

**Imprint**

Any brand names and product names mentioned in this book are subject to trademark, brand or patent protection and are trademarks or registered trademarks of their respective holders. The use of brand names, product names, common names, trade names, product descriptions etc. even without a particular marking in this work is in no way to be construed to mean that such names may be regarded as unrestricted in respect of trademark and brand protection legislation and could thus be used by anyone.

Cover image: www.ingimage.com

This book is a translation from the original published under ISBN 978-620-2-09478-8.

Publisher:
Sciencia Scripts
is a trademark of
Dodo Books Indian Ocean Ltd. and OmniScriptum S.R.L publishing group

120 High Road, East Finchley, London, N2 9ED, United Kingdom
Str. Armeneasca 28/1, office 1, Chisinau MD-2012, Republic of Moldova, Europe
Printed at: see last page
**ISBN: 978-620-7-97073-5**

# Índice

# Prefácio

A diabetes está a aumentar de 382 milhões em 2013 para 592 milhões em 2020; a retinopatia diabética é a quinta principal causa de cegueira no mundo e a primeira causa de cegueira entre os doentes com diabetes do tipo um, que apresentam um risco mais elevado de perda de visão.

A abordagem, o diagnóstico e o tratamento adequados dos doentes com retinopatia diabética e maculopatia podem salvar os olhos da perda de visão.

Este livro tem como objetivo ilustrar algoritmos e imagens simples com um texto simples que abrange a patologia, as técnicas de imagiologia, as modalidades terapêuticas, a abordagem do doente, as caraterísticas clínicas e os planos de tratamento simples da retinopatia diabética, da maculopatia e das suas complicações.

Este livro ajuda os oftalmologistas a gerir vários cenários clínicos, tais como retinopatia diabética proliferativa e não-proliferativa, hemorragia vítrea, descolamento traccional da retina, rubeosis iridis, edema macular diabético central e não-central, anomalias vitreomaculares, isquemia macular e complicações do tratamento.

Desejo que o leitor desfrute da leitura deste livro e que o ajude a tratar adequadamente os doentes com retinopatia diabética e maculopatia para os salvar da perda de visão.

*Ameen Marashi, MD*

*Alepo Síria*

*novembro de 2017*

## Agradecimentos

Gostaria de agradecer à minha adorável esposa Rama por me apoiar enquanto escrevia este livro e ao meu sol Ibrahim por ser maroto e giro ao mesmo tempo.

Muito obrigado ao meu pai Asad Marashi, M.D. D.O. por me ter apoiado durante toda a minha vida para me tornar oftalmologista.

Finalmente, quero agradecer à senhora que foi o meu principal apoio desde que nasci até agora e que me convenceu a escrever este livro, a minha mãe Souha, porque nunca deixou de rezar para que eu fosse uma pessoa de sucesso.

*Ameen Marashi, MD*

*Alepo Síria*

*novembro de 2017*

## Patologia

Na abordagem dos doentes com retinopatia diabética e maculopatia, é essencial compreender os mecanismos patológicos subjacentes, uma vez que se trata de doenças multifactoriais complexas.

Estão disponíveis muitos agentes ou procedimentos para atacar vários mecanismos patológicos, como o VEGF, a inflamação ou a anomalia vitreomacular, mas os resultados óptimos do tratamento são alcançados utilizando o agente ou o procedimento certo no local certo.

# EDEMA MACULAR

O espessamento macular e a formação de quistos devem-se à acumulação de fluidos devido ao aumento da permeabilidade vascular em resultado da rutura da barreira interna da retina após a perda de pericitos e do espessamento da membrana basal induzido pela hiperglicemia. Este processo é regido por factores e mecanismos múltiplos e complexos, como os vasculares, inflamatórios e bioquímicos (1)

O edema macular é induzido por um ou vários factores ao mesmo tempo e é importante compreender que o mecanismo de patogénese mudou de um para outro.

O edema macular diabético pode ser induzido por elementos vasculares e não vasculares (anomalia vitreomacular) e, por vezes, mistos, sendo que o vascular pode apresentar-se como isquémico ou não isquémico, podendo este último ser de evolução crónica ou não crónica (Figura 1)

# ELEMENTO VASCULAR

## Não isquémico

***Doença não crónica:*** Quando o edema macular diabético começa a desenvolver-se, o principal mecanismo é a disfunção vascular e a inflamação aguda que causa hipoxia e, por conseguinte, é regulada pelo fator de crescimento endotelial vascular (VEGF) e outras citocinas inflamatórias (2), tais como IL-1b, IL-6, IL-8 e MCP-1, enquanto que na doença não crónica

O VEGF pode desempenhar um papel importante na patogénese e a sua ativação através de agentes de bloqueio do VEGF pode causar a resolução do edema macular.

O VEGF pode ser alvo do bloqueio do recetor do VEGF através da utilização de anticorpos monoclonais como o ranibizumab ou o bevacizumab, que inibem as isoformas do VEGF-A, ou do aprisionamento do VEGF através da utilização de proteínas de fusão como o aflibercept, o ziv-aflibercept ou o conbercept, que inibem o VEGF-A, o VEGF-B e o PIGF.

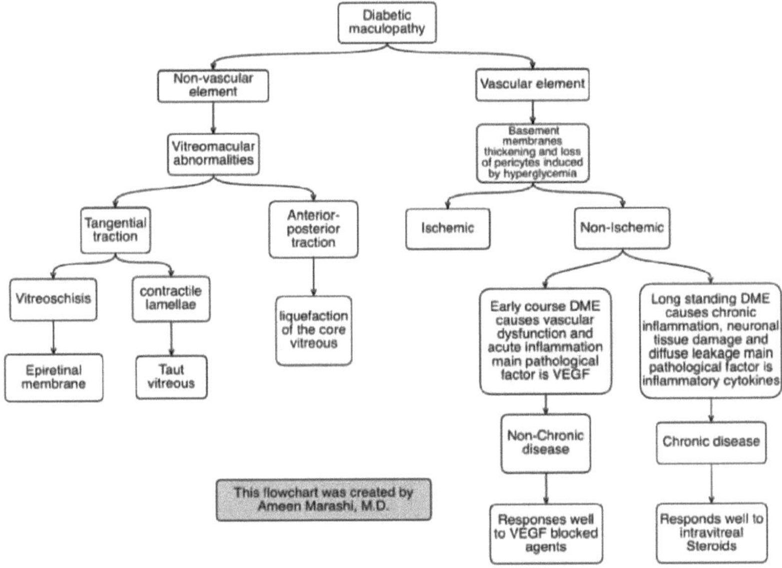


Figura 1: Um fluxograma criado pelo autor explicando os elementos patológicos que causam a maculopatia diabética.

Os ensaios clínicos avaliaram a segurança e a eficácia dos agentes de bloqueio do VEGF intravítreo no tratamento do edema macular diabético e compararam-nos com outras modalidades de tratamento, como o laser e os esteróides. Os principais resultados destes ensaios clínicos são os seguintes:

Os agentes de bloqueio do VEGF são seguros e eficazes no tratamento do edema macular diabético (3) (Figura 2).

J Os agentes de bloqueio do VEGF são superiores ao tratamento com laser isolado e aos esteróides num seguimento a longo prazo (4).

J Não há grande diferença nos resultados visuais quando se combinam agentes bloqueadores do VEGF intravítreos com tratamento a laser, em comparação com agentes bloqueadores do VEGF intravítreos isolados (5).

J Os doentes com edema macular diabético central que receberam agentes de bloqueio do VEGF intravítreo como tratamento diferenciado não obtiveram benefícios visuais como os que receberam agentes de bloqueio do VEGF no início do tratamento, talvez devido a danos funcionais permanentes ou ao facto de o edema macular diabético ter adotado uma evolução crónica(6).

J Os doentes podem beneficiar igualmente de todos os agentes de bloqueio do VEGF quando a BCVA é boa na linha de base, enquanto o Aflibercept mostrou maior eficácia nos primeiros 12 meses de seguimento quando a BCVA é pior na linha de base (7).

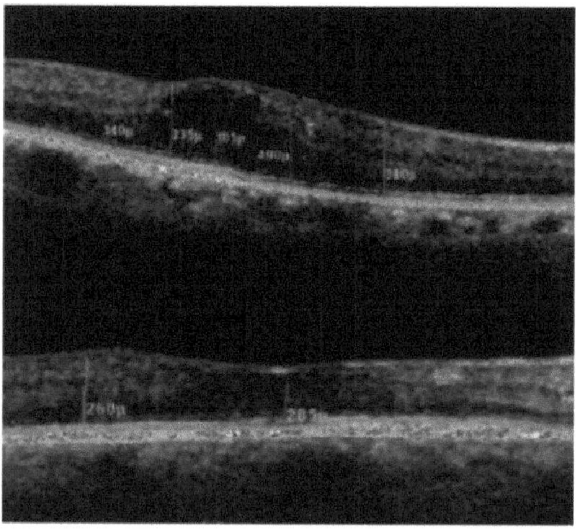

Figura 2: Mostra o espessamento da mácula e a formação de quistos devido ao edema macular diabético (em cima) e (em baixo) mostra a resolução do edema macular diabético após a injeção intravítrea de bloqueio do VEGF.

6

**Doença crónica:** À medida que o edema macular diabético se prolonga, as fugas de fluido tornam-se difusas e causam a perda de fotorreceptores (Figura 3). A inflamação é regulada por mediadores como MCP-1, TNF-$\alpha$, IL-1b, IL-6, IL-8 e IP-10, em que o VEFG pode não desempenhar um papel significativo, explicando assim a fraca resposta aos agentes de bloqueio do VEGF intravítreo no EMD crónico.

O processo de inflamação crónica em si não é auto-resolvente, conduzindo a um stress tecidular que provoca danos adicionais com o aumento da acumulação de microglia sub-rectiniana, o que provocará uma maior fuga de fluidos induzida pela leucostase e pelo efeito citotóxico (8).

Esta cascata de eventos foi abatida com esteróides intravítreos; comercialmente, os esteróides intravítreos estão disponíveis em três formas: Acetonido de triancinolona, implante biodegradável de dexametasona 0, 7 mg e implante não biodegradável de acetonido de fluocinolona 0,19 mg.

Muitos ensaios clínicos estudaram a segurança e a eficácia dos esteróides intravítreos e concluíram o seguinte

J Os esteróides intravítreos são seguros e eficazes no tratamento do edema macular diabético (9).

J Os esteróides intravítreos podem resolver o edema macular diabético persistente, que pode não responder bem a outras modalidades de tratamento (10).

J Os esteróides intravítreos induzem o risco de aumento da pressão intraocular e de formação de cataratas (11, 12).

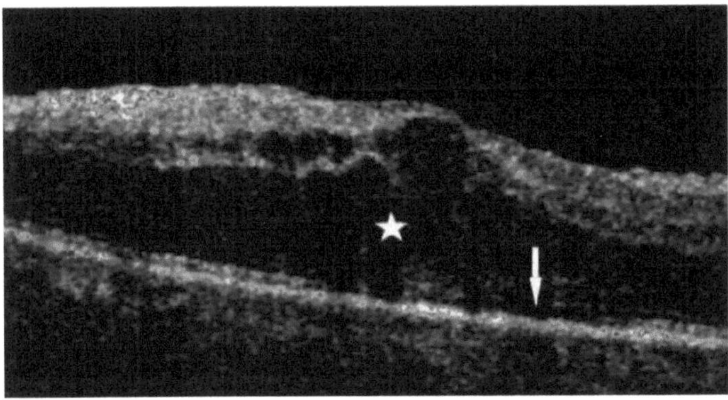

Figura 3: Edema macular crónico mostrando fugas difusas e danos no tecido neural

(estrela) e perda de fotorreceptores (seta).

## Isquémico

A maculopatia isquémica não é causada por um aumento da fuga vascular; é induzida pelo bloqueio e alargamento microvascular e pela perda de capilares com edema adjacente.

Clinicamente, a maculopatia isquémica diabética aparece como uma retina com menos caraterísticas e é diagnosticada utilizando a fluorescência na angiografia, que aparece como uma FAZ (zona avascular foveal) aumentada ou irregular (Figura 4).

Nos casos de isquemia substancial, o prognóstico visual é mau e, infelizmente, não existe nenhum tratamento benéfico.

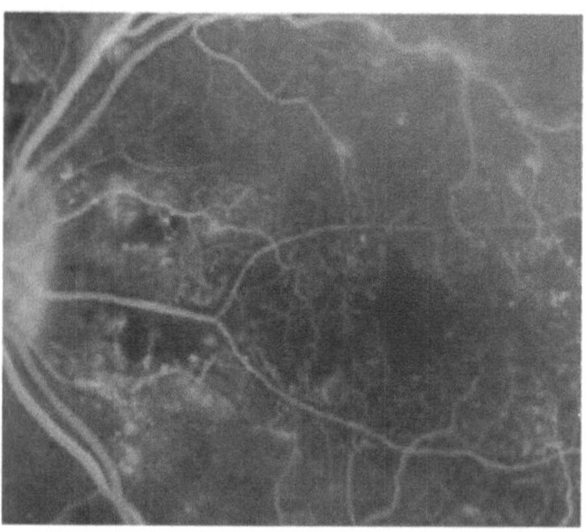

Figura 4: Mostra a FAZ alargada e a perda e bloqueio capilar.

## ELEMENTO NÃO VASCULAR

Nem todo o espessamento macular em doentes diabéticos tem origem em elementos vasculares, por vezes, elementos não vasculares podem causar espessamento macular e perda de visão. O elemento não vascular mais comum é a anomalia vitreomacular que causa tração macular.

A tração macular apresentou-se como uma tração anterior posterior devido a um núcleo vítreo liquefeito ou uma tração tangencial, que pode ser caracterizada por uma membrana epiretiniana devido a vitreosquise ou por um vítreo tenso devido à proliferação de células gliais ou a lamelas contraídas.

Estas anomalias vitreomaculares são regidas por vários mecanismos, como a reticulação não enzimática do colagénio vítreo, juntamente com a infiltração de células gliais e células inflamatórias e a deposição de proteína ácida fibrilar glial e citoqueratina.

A melhor forma de diagnosticar uma anomalia vitreomacular é através da OCT, que mostra uma perturbação focal das camadas internas da retina (Figura 5)

Clinicamente, na ausência de elementos vasculares e na presença de anomalias vitreomaculares, o tratamento com agentes bloqueadores do VEGF, esteróides intravítreos e laser pode não reduzir o espessamento macular nem melhorar a visão, pelo que esta anomalia deve ser tratada cirurgicamente através da realização de vitrectomia pars plana com remoção da ILM em casos de perda visual moderada. (13)

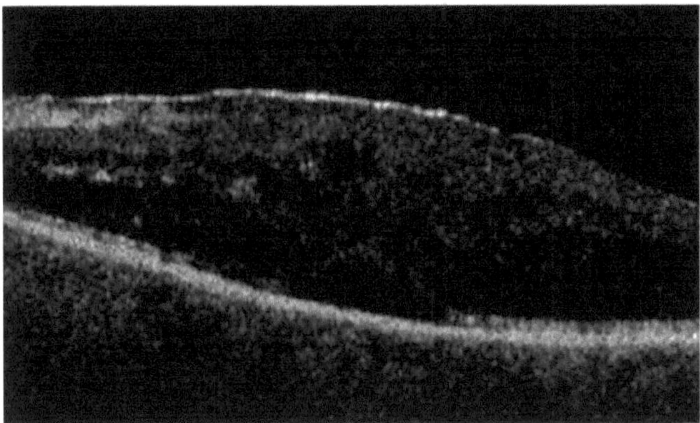

Figura 5: Mostra o espessamento macular devido ao espessamento vitreomacular com perturbação focal das camadas internas da retina.

## Retinopatia diabética

As alterações no metabolismo e no microambiente da retina causam danos nos pericitos, no endotélio e nos capilares através da formação de sacos hipercelulares cheios de eritrócitos aglutinados e de trombos, na parede dos capilares, formando microaneurismas, que é a principal caraterística da fase não proliferativa da retinopatia diabética.

Com este processo, formar-se-ão mais microaneurismas, até que o tecido retiniano atinja um estado de isquémia relativa, o que desencadeará a produção de VEGF e, por sua vez, induzirá a neovascularização, que é a principal caraterística da fase proliferativa e que pode levar eventualmente a hemorragia vítrea e/ou descolamento traccional da retina e cegueira (Figura 6).

**Estágio não-proliferativo**

Na fase não proliferativa, as principais caraterísticas são:

*Os microaneurismas* formam-se a partir de sacos hipercelulares na parede dos capilares e, à medida que a doença progride, aumentam em número e a retinopatia torna-se mais grave (Figura 7).

*As manchas de algodão* são inchaços nas extremidades da RNFL provocados por corpos císticos e depósitos neurais devido a isquemia (Figura 8)

*A formação de grânulos venosos, laços e tortuosidade*, é um sinal de aumento da isquémia e pode preceder a fase proliferativa (Figura 9).

*As anomalias microvasculares intrarretinianas (IRMA)* são uma derivação que vai das arteríolas da retina para as vénulas, contornando o leito capilar, normalmente associada a isquemia retiniana in situ (Figura 10).

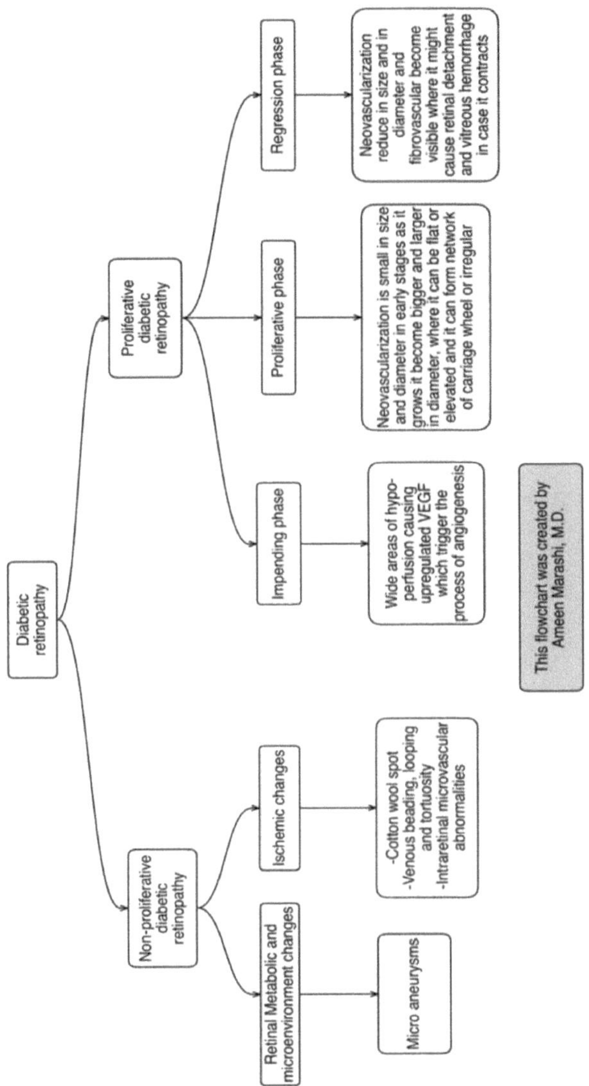


Figura 6: Um fluxograma criado pelo autor explicando os elementos patológicos que causam a retinopatia diabética.

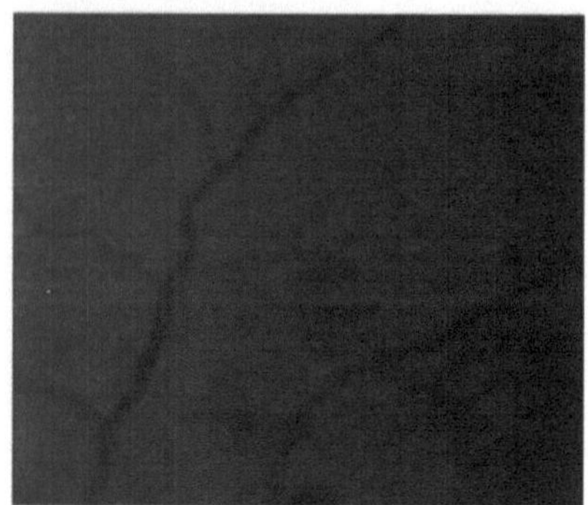
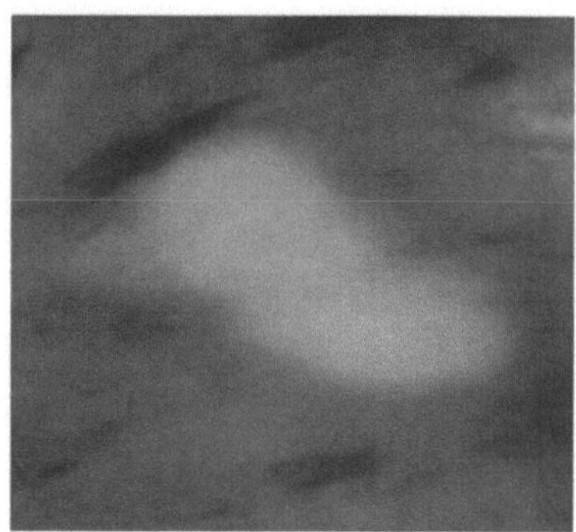

Figura 7: Microaneurismas intra-retinianos.    Figura 8: Manchas de algodão.

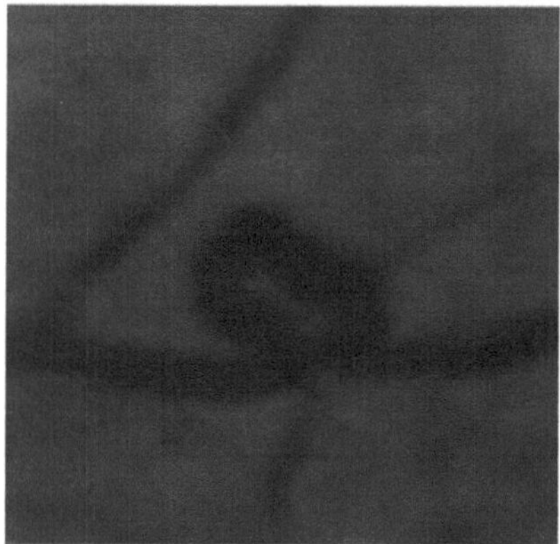

Figura 9: Looping venoso.

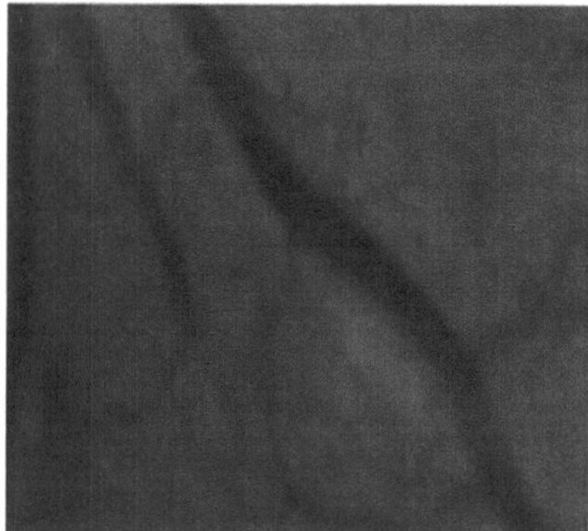

Figura 10: Anomalias microvasculares intrarretinianas (IRMA).

**Fase proliferativa**

A proliferação tem um ciclo de três fases

*A fase iminente*: O VEGF é regulado positivamente quando o tecido retiniano atinge o estado de isquemia relativa e, assim, inicia o processo de angiogénese. Nesta fase, o nível de concentração de VEGF é elevado no vítreo (14), o que se observa clinicamente como áreas de hipoperfusão nos angiogramas de fluoresceína (Figura 11).

*A* fase *proliferativa*: Os neovasos desenvolvem-se à medida que o processo de angiogénese se inicia; nas suas fases iniciais, os neovasos são difíceis de ver, mas à medida que amadurecem, o seu diâmetro aumenta até atingir ¼ do diâmetro da veia da retina (15), na qual drenam.

Os neovasos podem crescer em diferentes padrões (irregulares ou como uma rede formando uma roda de carruagem), posições (planas ou ancoradas na hialoide posterior) e velocidade (rápida ou lenta) (Figura 12).

*A fase de regressão*: O neovaso aparece desnudado nas suas fases iniciais à medida que começa a regredir e a reduzir o seu diâmetro (Figura 13), a membrana fibro-vascular torna-se mais visível formando tecido fibro-vascular que pode contrair-se causando descolamento traccional da retina nas áreas de ligação do tecido fibro-vascular com a hialoide posterior (16).

A hemorragia vítrea é uma das complicações mais comuns da fase proliferativa e é causada pela contração do tecido fibro-vascular ou por hemorragia espontânea (17).

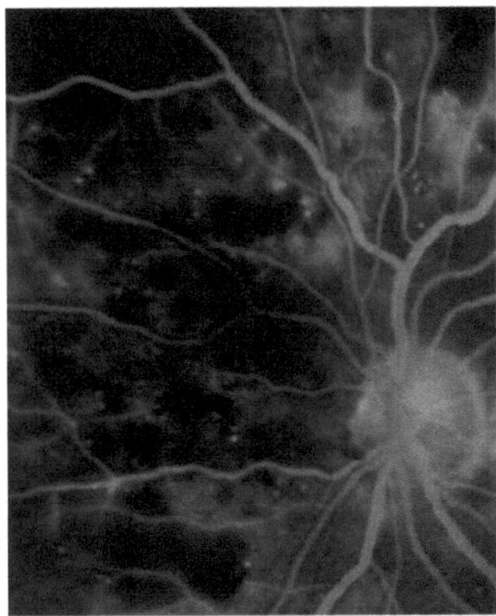

Figura 11: O angiograma com fluoresceína mostra áreas de hipoperfusão e perda de capilares.

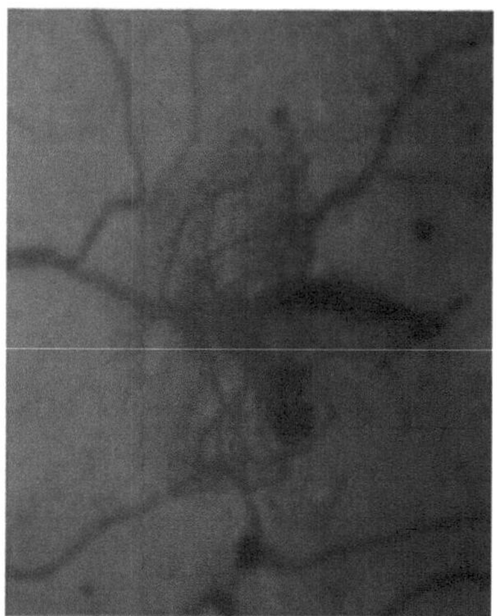

Figura 12: Neovascularização da retina com hemorragia.

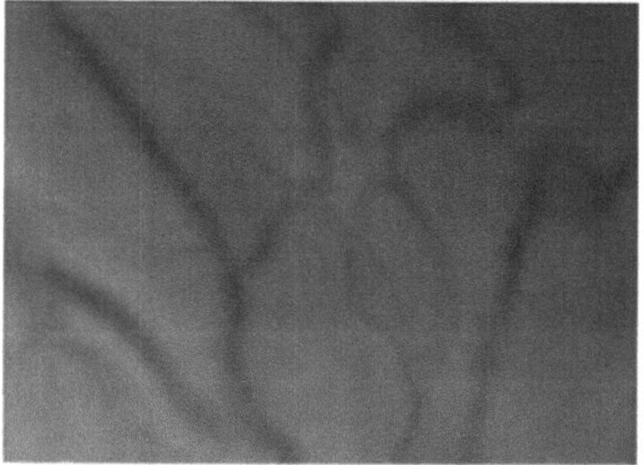

Figura 13: Neovascularização regredida.

## CONCLUSÕES

A patologia do edema macular diabético e da retinopatia é multifatorial, pelo que é importante compreender os factores envolvidos para individualizar o tratamento de cada doente, visando o mecanismo subjacente, por vezes um ou mais mecanismos envolvidos e, por vezes, a patologia altera o mecanismo de uma forma para outra.

O edema macular diabético é causado por elementos vasculares ou não vasculares; no entanto, a retinopatia diabética não proliferativa apresenta principalmente microaneurismas devido a alterações metabólicas, enquanto a retinopatia diabética proliferativa é iniciada por um VEGF regulado em alta devido ao estado isquémico relativo da retina.

## AGRADECIMENTOS

Esta secção é uma versão actualizada e reproduzida do artigo original publicado pelo autor *Marashi A, Clinical Pathology of Diabetic Retinopathy and Macular Edema. J Ophthalmol 2016, 1(1): 000105.*

## Referências

1. Miyamoto K, Khosrof S, Bursell SE, Moromizato Y, Aiello LP, et al. (2000) Vascular Endothelial Growth Fator (VEGF) -Induced Retinal Vascular Permeability Is Mediated by Intercellular Adhesion Molecule-1 (ICAM-1). Am J Pathol 156(5): 1733-1739.

2. Jonas JB, Jonas RA, Neumaier M, Findeisen P (2012) Concentração de citocinas no humor aquoso de olhos com edema macular diabético. Retina 32: 2150-2157.

3. Nguyen QD, Brown DM, Marcus DM, Boyer DS, Patel S, et al. (2012) Ranibizumab para edema macular diabético: resultados de 2 ensaios aleatórios de fase III: RISE e RIDE. Ophthalmology 119(4): 789-801.

4. Bressler SB, Glassman AR, Almukhtar T, Bressler NM, Ferris FL, et al. (2016) Five-Year Outcomes of Ranibizumab With Prompt or Deferred Laser Versus Laser or Triamcinolone Plus Deferred Ranibizumab for Diabetic Macular Edema. Am J Ophthalmol 164: 57-68.

5. Mitchell P, Bandello F, Schmidt-Erfurth U, Lang GE, Massin P, et al. (2011) The RESTORE study: ranibizumab monotherapy or combined with laser versus laser monotherapy for diabetic macular edema. Ophthalmology 118(4): 615-625.

6. Boyer DS, Nguyen QD, Brown DM, Basu K, Ehrlich JS, et al. (2015) Outcomes with As-Needed Ranibizumab after Initial Monthly Therapy: LongTerm Outcomes of the Phase III RIDE and RISE Trials (Resultados a longo prazo dos ensaios de fase III RIDE e RISE). Ophthalmology 122(12): 2504-2513.

7. Rede de Investigação Clínica em Retinopatia Diabética; Wells JA, Glassman AR,Ayala AR, Jampol LM, Aiello LP et al. (2015) Aflibercept, bevacizumab, or ranibizumab for diabetic macular edema. N Engl J Med 372: 1193-1203.

8. Simó R, Hernàndez C; European Consortium for the Early Treatment of Diabetic Retinopathy (EUROCONDOR) (2014) Neurodegeneration in the diabetic eye: new

insights and therapeutic perspectives. Trends Endocrinol Metab 25: 23-33.

9. Boyer DS, Yoon YH, Belfort R Jr, Bandello F, Raj K Maturi, et al. (2014) Ozurdex MEAD Study Group. Ensaio de três anos, randomizado e controlado por simulação de implante intravítreo de dexametasona em pacientes com edema macular diabético. Opthalmology 121(10): 1904-1914.

10. Gillies MC, Sutter FK, Simpson JM, Larsson J, Ali H, et al.(2006) Intravitreal triamcinolone for refractory diabetic macular edema: two-year results of a double-masked, placebo-controlled, randomized clinical trial. Ophthalmology 113: 1533-1538.

11. Kiddee W, Trope GE, Sheng L, Beltran-Agullo L, Smith M, et al. (2013) Monitorização da pressão intraocular após esteróides intravítreos: Uma revisão sistemática. Surv Ophthalmo 58(4): 291-310.

12. Gillies MC, Islam FM, Larsson J, Pasadhika S, Gaston C, et al. (2010) Catarata induzida por triamcinolona em olhos com edema macular diabético: dados prospectivos de 3 anos de um ensaio clínico aleatório. Clin Exp Ophthalmol 38(6): 605-612.

13. HallerJA, Qin H, Apte RS, Beck RR, Bressler NM et al. (2010) Resultados da vitrectomia em olhos com edema macular diabético e tração vitreomacular. Ophthalmology 117: 1087-1093.

14. Adamis AP, Miller JW, Bernal MT, D Amico DJ, Folkman J, et al. (1994) Aumento dos níveis do fator de crescimento endotelial vascular no vítreo de olhos com retinopatia diabética proliferativa. Am J Ophthalmol 118: 445-450.

15. Taylor E, Dobree JH (1970) Proliferative diabetic retinopathy. Local e tamanho das lesões iniciais. Br J Ophthalmol 54(1): 11-18.

16. Davis MD (1965) Vitreous contraction in proliferative diabetic retinopathy (Contração do vítreo na retinopatia diabética proliferativa). Arch Ophthalmol 74: 741-751.

17. John P Berdahl, Prithvi Mruthyunjaya (2007) Vitreous Hemorrhage: Diagnosis and Treatment, Editado por Ingrid U. Scott, Sharon Fekrat.

18. Gross JG, Glassman AR, Jampol LM, Inusah S, Aiello LP, et al. (2015) Fotocoagulação panretiniana vs Ranibizumab intravítreo para retinopatia diabética proliferativa: Um Ensaio Clínico Randomizado. JAMA 314(20): 21372146.

## Abordagem de doentes com retinopatia diabética

É importante examinar e questionar cuidadosamente os doentes com doença ocular diabética porque a diabetes é uma doença perniciosa que ataca todos os tecidos oculares, incluindo a córnea, a malha trabecular, o cristalino, a retina (mácula e fundo periférico) e o nervo ótico.

## INTERROGAR O DOENTE

É essencial recolher o historial médico e oftalmológico completo do doente; ajuda o médico a determinar os factores de risco que afectam o processo da doença e a eficácia do tratamento.

Uma das primeiras questões é o tipo e a duração da diabetes que o doente tem.

O exame é essencial cinco anos após o diagnóstico da diabetes de tipo 1 (insulino-dependente) e na apresentação, independentemente da duração, nos casos de diabetes de tipo 2 (insulino-independente) para excluir a retinopatia diabética e a maculopatia.(1)

A diabetes de tipo 1 tem geralmente um pior prognóstico do que a diabetes de tipo 2 e, quanto maior for a duração da diabetes, maior é a probabilidade de encontrar retinopatia. (1, 2)

O médico deve estabelecer o método de controlo glicémico, ou seja, se o doente está a controlar a sua diabetes com comprimidos hipoglicemiantes ou se está a utilizar insulina, o que aumenta o risco de retinopatia diabética proliferativa.(2)

Os resultados da análise da glicemia média devem ser verificados para determinar se o doente está a ser seguido por um endocrinologista ou internista e se houve alguma análise recente da HbA1C.

Em caso de gravidez, recomenda-se um acompanhamento rigoroso aos três e seis meses, a partir do primeiro trimestre. (1)

Os doentes devem também ser rastreados para outras doenças sistémicas, como hipertensão arterial, doenças cardiovasculares e níveis elevados de colesterol (3, 4), bem como para cirurgias oculares anteriores (por exemplo, vitrectomias, trabeculectomias e extracções de cataratas) ou tratamentos (por exemplo, injecções intravítreas e laser).

Por último, o médico deve determinar quando é que o doente começou a ter visão reduzida.

## ETAPAS DO EXAME DE PACIENTES COM DOENÇA OCULAR DIABÉTICA

A melhor acuidade visual corrigida é muito importante porque pode ter um impacto no plano de tratamento e ser utilizada como um guia para determinar a eficácia do tratamento.

É importante analisar os dados refractivos para excluir a visão reduzida induzida pelo ceratocone ou pela ambliopia; no entanto, o BCVA não é um método suficientemente sensível para excluir o edema macular diabético. (5)

No que diz respeito à ortóptica, o teste de cobrir/descobrir deve ser efectuado para excluir a ambliopia, e os movimentos oculares completos devem ser avaliados para excluir a paralisia do nervo.

O exame com lâmpada de fenda deve incluir o seguinte:

• Exame cuidadoso da pálpebra e dos anexos para excluir blefarite, que pode ser uma fonte de infeção em casos de futuras injecções intravítreas ou cirurgias oculares e que deve ser tratada prontamente (6)

• Exame da córnea para excluir quaisquer cicatrizes, opacidade e afinamento da córnea

• Exame pormenorizado da íris para excluir neovascularização;

• Exame do cristalino para excluir cataratas visualmente significativas

• Medição da pressão intraocular para excluir hipertensão ocular ou glaucoma. Em casos de rubeosis iridis, aumento da PIO ou isquemia retiniana periférica grave, deve ser efectuada uma gonioscopia para avaliar o ângulo e excluir neovascularização ou sangue no canal de Schlemm.

**Exame de fundo dilatado**

É importante compreender que a diabetes causa angiopatia e neuropatia devido ao nível elevado de açúcar no sangue; por conseguinte, o disco ótico e o tecido da retina não são excepções.

Assim, quando avaliamos a retina para detetar alterações diabéticas, devemos ter em conta o seguinte.

Em primeiro lugar, o exame do fundo do olho é efectuado sob dilatação da pupila para melhorar a qualidade do exame e excluir alterações diabéticas na periferia macular e retiniana. (7)

Ao examinar o fundo do olho, uma avaliação cuidadosa do disco ótico e dos 1.500 µm que o rodeiam é importante para excluir a neuropatia diabética do disco ótico ou a neovascularização do disco (NVD).

Em segundo lugar, o médico deve efetuar um exame cuidadoso da mácula para avaliar a presença de edema macular clinicamente significativo (EMCS), tal como definido pelo Early Treatment Diabetic Retinopathy Study (ETDRS)

O CSME caracteriza-se pela presença de edema a 500 µm do centro da fóvea; exsudado duro a 500 µm do centro da fóvea adjacente ao edema; ou um diâmetro de disco de edema a um diâmetro de disco do centro da fóvea (Figura 1).

Para além disso, o médico deve excluir a maculopatia de celofane ou o pucker macular. (8, 9)

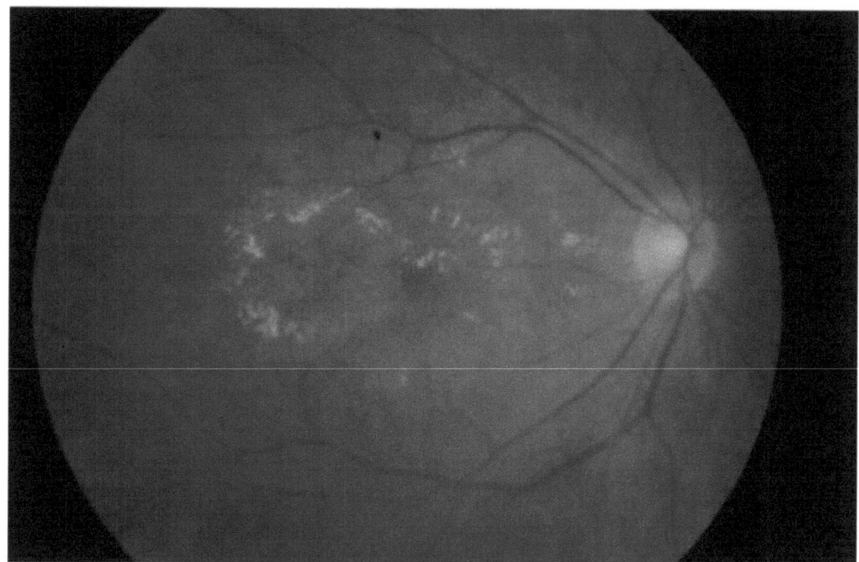

Figura 1. Edema macular clinicamente significativo com exsudado duro a 500µm do centro da fóvea, a 500µm adjacente ao edema e a um diâmetro de disco do centro da fóvea.

As arcadas temporais e a retina periférica média devem ser examinadas em pormenor para excluir a RDP, incluindo a NVD (Figura 2), a neovascularização noutro local, a hemorragia pré-retiniana, a hemorragia vítrea ou o tecido fibrovascular.

A RD não-proliferativa, tal como as anomalias microvasculares intrarretinianas (IRMAs), destacam-se como a não perfusão capilar, microaneurismas, hemorragias pontuais, gotas venosas e manchas de algodão. Estes sinais podem ajudar a classificar a retinopatia e a determinar o seguimento e o tratamento do doente (Figura 3). (9)

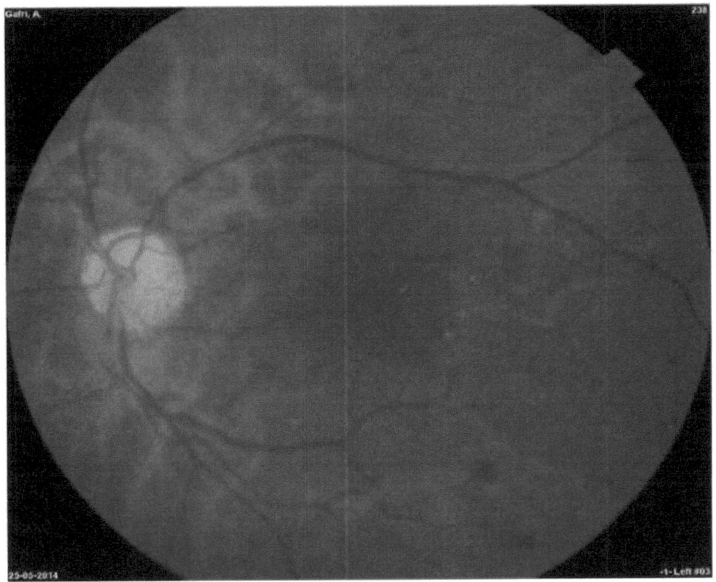

Figura 2. Retinopatia diabética proliferativa com neovascularização moderada do disco e edema macular clinicamente significativo num doente de 50 anos com diabetes tipo 1.

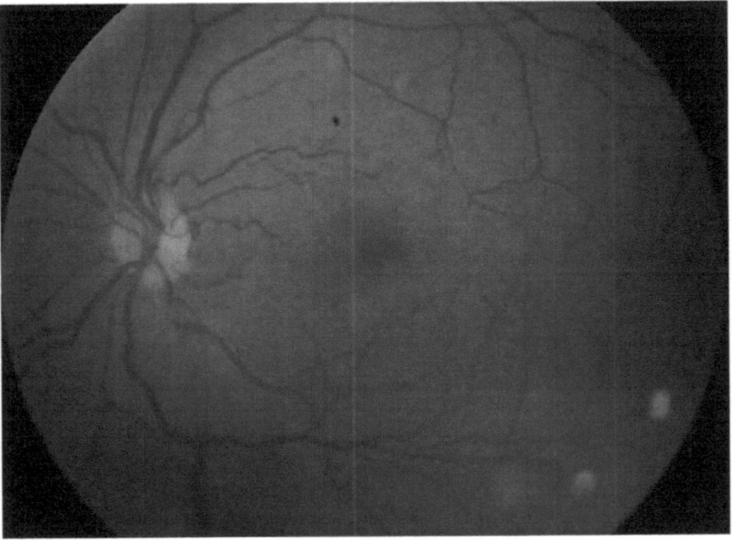

Figura 3. Retinopatia diabética não proliferativa com microaneurismas e manchas de algodão com sinais de edema macular clinicamente significativo.

O exame pormenorizado do disco ótico é importante para excluir a NVD (Figura 2) e a neuropatia diabética do disco ótico, a última das quais pode apresentar-se como uma tumefação do disco ótico com telangiectasia no disco.

## INVESTIGAÇÃO

Após a avaliação clínica, é importante encomendar alguns exames para tomar decisões sobre o tratamento e o acompanhamento.

### Hemoglobina glicada

É muito importante começar com a hemoglobina glicada (HbA1C) porque traça o perfil do controlo glicémico nos três meses anteriores. A solicitação do teste pré-tratamento, durante o tratamento e pós-tratamento, como parte de um bom controlo glicémico, pode ajudar a obter um prognóstico mais favorável e melhores resultados do tratamento.(10-12) A HbA1C deve ser repetida a cada três meses e deve medir menos de 7%.

É aconselhável que os resultados da HbA1C sejam medidos sob a supervisão de um médico internista ou endocrinologista.

### Angiografia de fluoresceína do fundo do olho

A angiografia fluoresceínica do fundo do olho (AFF) é pedida para estudar o estado de perfusão da mácula e da retina periférica. A solicitação de AFF na apresentação é essencial, especialmente em casos de boa AVC, para excluir o EMC, uma vez que uma boa AV por si só não é suficiente para detetar o EMD (5) e pode ajudar a localizar os microaneurismas com fugas para um plano de tratamento focal com laser,(13) particularmente em casos de EMC sem envolvimento foveal.

O tratamento destes casos com laser focal de onda contínua (CW) ou fotocoagulação com laser de micro-pulsação de díodo sublimiar (SDM) (14) pode preservar a visão. (15)

A AFF também é importante em casos de BCVA muito fraca com retina descaracterizada, o que pode indicar maculopatia isquémica e é um sinal de mau prognóstico que se distingue na AFF como alargamento da zona avascular foveal (FAZ) ou como uma FAZ com bordos irregulares (Figura 4).

A AF de campo ultra-largo pode ser solicitada para excluir a isquemia periférica, que pode ser um sinal precoce de RDP que requer tratamento com laser e pode ser utilizada como um guia para o tratamento com laser para preservar os campos visuais tanto quanto possível.(16)

Por último, é importante lembrar que, se estiver presente um anel lipídico circinado, este pode apresentar-se como um conjunto de microaneurismas com fugas na AFL (Figura 5), enquanto as zonas de IRMA se destacam como não perfusão capilar na AFL.

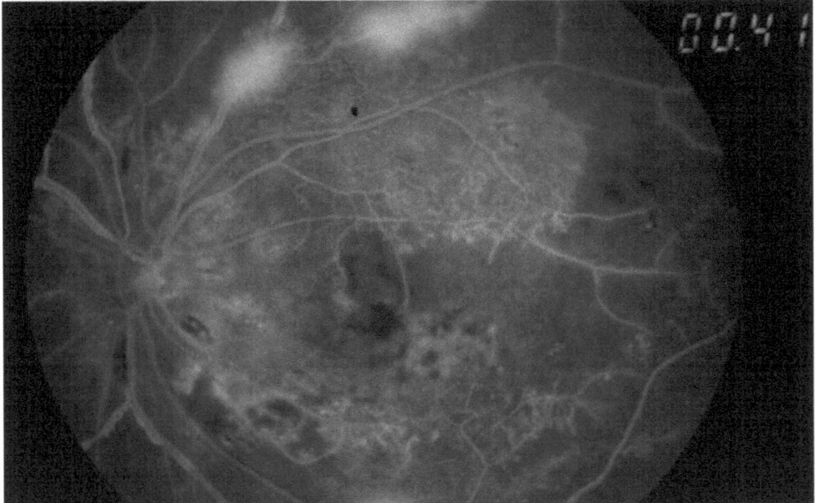

Figura 4. Isquemia macular diabética com zona avascular foveal alargada, telangiectasia e perda de capilares com neovascularização; este doente tem uma BCVA de contar dedos.

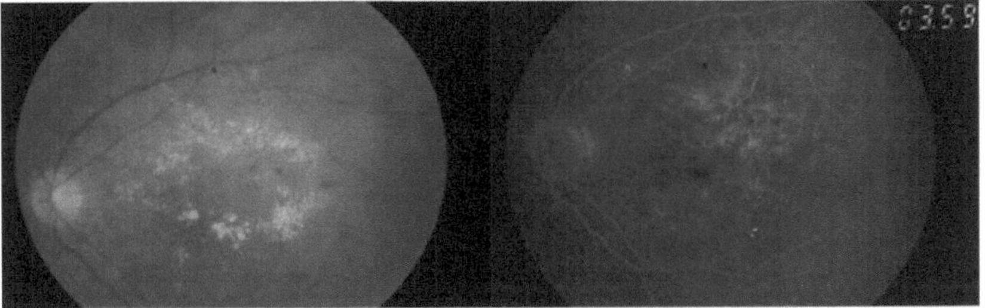

Figura 5. Edema macular diabético com um grande anel lipídico circinado (esquerda). A angiografia fluoresceínica do fundo do olho (direita) mostra um conjunto de microaneurismas com fugas.

**Tomografia de Coerência Ótica**

Tomografia de coerência ótica encomendada para estudar o estado histológico da mácula e a integridade da interface vitreomacular.

A OCT é importante nos casos de EMD com envolvimento foveal para estudar a espessura do subcampo central da retina, uma vez que a OCT é o padrão de ouro para diagnosticar o espessamento macular.

Uma vez que a espessura macular central pode não ter uma grande influência na AV, pode desempenhar um papel na escolha e monitorização do tratamento (Figura 6). (17)

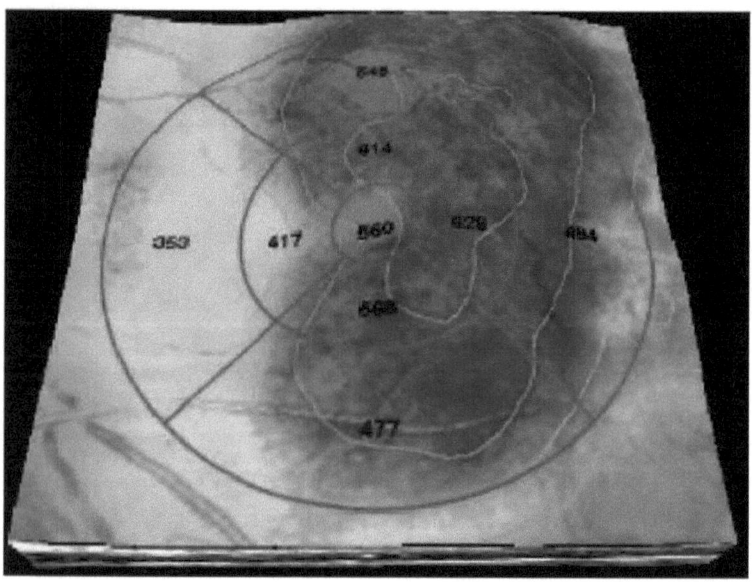

Figura 6. Edema macular diabético com envolvimento central e aumento da espessura do subcampo central da retina.

A OCT pode estudar a desorganização das camadas internas da retina (DRIL) juntamente com a rutura da camada do segmento interno/segmento externo dos fotorreceptores, porque pode mostrar danos nos fotorreceptores, causando assim uma VA reduzida (18) (Figura 7), enquanto a perda de fotorreceptores combinada com um padrão de EMD difuso de longa duração pode refletir um edema macular crónico.

Mapeamento OCT utilizado para localizar o edema, fornecendo informações que são utilizadas para tratamentos com grelha modificada ou laser focal. (13)

A OCT é também um método importante para monitorizar a eficácia do tratamento, reduzindo a espessura do subcampo central da retina, o que, juntamente com a melhoria da BCVA, pode indicar um tratamento bem sucedido. (19)

A integridade da interface vitreomacular, estudada por OCT, e a tração vitreomacular podem alterar o plano de tratamento, desde as injecções intravítreas e o laser até à vitrectomia pars plana, especialmente quando a tração é o principal elemento do edema macular (Figura 8).

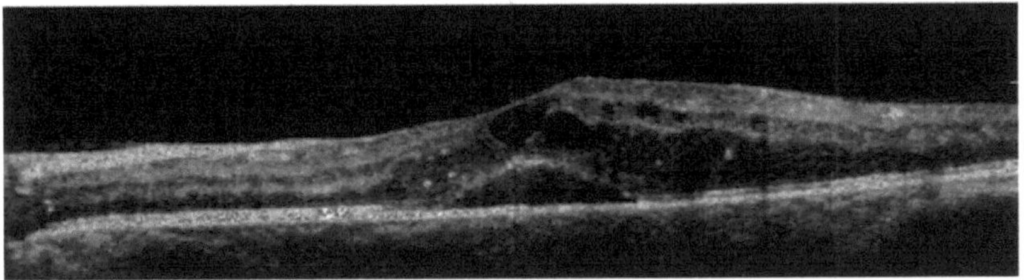

Figura 7. A tomografia de coerência ótica do edema macular diabético mostra a desorganização da camada interna da retina com líquido subretiniano.

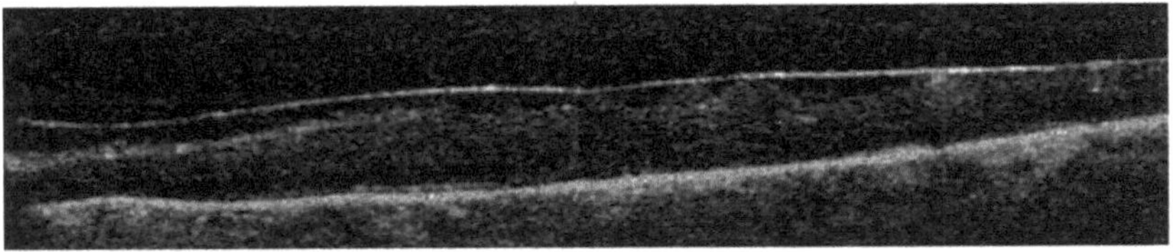

Figura 8. Edema macular diabético causado por tração vitreomacular que provoca fixações focais e perturbações do tecido interno da retina.

**Angiografia OCT**

A angiografia por OCT (OCTA) permite uma melhor visualização da vasculatura da retina em pormenor do que a AF, incluindo alterações vasculares, como a formação de microaneurismas e a queda de capilares. A OCTA é um método multidimensional para estudar as alterações estruturais da retina (ou seja, formação de quistos e espessura do subcampo central da retina), juntamente com alterações vasculares (microaneurismas e neovascularização da retina).

Com a limitação de um campo de visão estreito, não apresenta fugas, pelo que requer meios transparentes com a cooperação do doente. (20)

## DIAGNÓSTICO E GESTÃO

É importante fornecer um diagnóstico que descreva o estado da retina e da mácula, o que ajudará a determinar o plano de tratamento e o acompanhamento do doente.

### Tipos de retinopatia diabética

A retinopatia diabética, que pode não causar perda de visão até fases mais avançadas da doença, subdivide-se em dois grupos principais, tal como definido pelo ETDRS. (21)

*A retinopatia diabética não-proliferativa* pode ser ligeira (apenas microaneurismas), moderada (microaneurismas, exsudados duros e manchas de algodão), grave (uma das seguintes situações: 4. Hemorragias intrarretinianas graves em quatro quadrantes; 2. IRMA), exigindo apenas controlo glicémico, ou muito grave (dois dos critérios 4:2:1), que pode exigir tratamento com laser em casos selecionados com acompanhamento rigoroso.

*A retinopatia diabética proliferativa* (PDR) pode ser precoce (neovascularização ligeira), de alto risco (neovascularização moderada a grave da retina e do disco ótico, hemorragia pré-retiniana e vítrea) ou avançada (descolamento traccional da retina e rubeose iridis).

As PDR requerem um tratamento que vai desde a fotocoagulação laser pan-retiniana e anti-VEGF nos casos que apresentam DME até à vitrectomia pars plana nos casos de tração da retina que ameaçam a mácula e hemorragia vítrea não clareadora, com um acompanhamento rigoroso, pois existe um elevado risco de perda de visão.

### Edema macular diabético

O EMD pode causar perda visual precoce em doentes com doença ocular diabética e subdivide-se em vários grupos.

O EMD com envolvimento central deve ser distinguido entre não crónico e crónico.

O EMD não crónico pode requerer várias injecções mensais de anti-VEGF com OCT diferido ou imediato ou tratamento com laser focal guiado por FFA com CW (22) ou SDM.

O VEGF é o principal elemento na patologia do EMD, e a lógica da escolha entre os fármacos anti-VEGF pode basear-se nos dados do Protocolo-T da Rede de Investigação Clínica da Retinopatia Diabética, que demonstrou que o Bevacizumab (Avastin, Genentech, South San Francisco, CA) e o

O ranibizumab (Lucentis, Genentech) pode ser utilizado em casos de BCVA inicial de 20/40 ou superior.

O Aflibercept (Eylea, Regeneron, Tarrytown, NY) pode ser utilizado em casos de BCVA 20/50 ou pior.(23) O EMD crónico pode ser diagnosticado com base na falha de tratamento de mais de quatro injecções intravítreas anti-VEGF ou seis meses de tratamento. Nestes casos, o padrão difuso de EMD de longa duração e a perda de fotorreceptores devem ser tratados com esteróides intravítreos, como o implante de dexametasona de libertação lenta de 0,7 mg (Ozurdex, Allergan, Irvine, CA), porque um processo inflamatório é o principal elemento da patologia do EMD.(24)

O EMD com envolvimento não central pode apresentar-se com uma boa BCVA de base e pode ser tratado com laser focal guiado por OCT ou FFA com CW ou SDM,(14,15) especialmente quando o EMD cumpre os critérios de edema macular clinicamente significativo, tal como definido pela ETDRS.

**Edema macular diabético com uma interface vitreomacular anormal**

DME com uma interface vitreomacular anormal subdividido em edema macular causado por um elemento traccional, diagnosticado por OCT.

As fixações focais da membrana epirretiniana perturbam a superfície interna da retina e causam uma espessura difusa da retina, exigindo tratamento com vitrectomia pars plana com remoção da membrana limitadora interna em casos de perda de visão moderada (Figura 8) (25)

Nestes casos, os agentes anti-VEGF podem ter um efeito reduzido porque podem induzir mais tração enquanto o ERM estiver presente. No entanto, quando o principal elemento do EMD é uma anomalia microvascular, este é tratado com esteróides intravítreos ou laser focal e, nestes casos, a vitrectomia pars plana pode falhar o tratamento. Os fármacos anti-VEGF têm efeitos reduzidos e podem induzir mais tração.

**Maculopatia diabética isquémica**

A maculopatia diabética isquémica pode apresentar-se como uma BCVA de base muito fraca com uma retina sem caraterísticas, o que pode indicar maculopatia isquémica, e é um sinal de mau prognóstico.

## DIVERSOS

A doença ocular diabética não se limita ao tecido da retina. A diabetes pode afetar outros tecidos oculares, causando várias doenças como o glaucoma, a rubeose iridis, a catarata e a neuropatia diabética do disco ótico.

**Glaucoma**

O glaucoma divide-se em glaucoma neovascular e glaucoma de ângulo aberto. O primeiro é um sinal de doença em fase terminal e de mau prognóstico, causado pela obstrução do ângulo por tecido fibrovascular.

Apresenta-se geralmente como rubeose iridiana com PIO elevada, que pode ser refractária à medicação tópica e pode ser tratada utilizando fotocoagulação com laser de diodo trans-escleral ciclo para o corpo ciliar em caso de olho cego doloroso. (26)

Em alternativa, o glaucoma neovascular pode ser tratado cirurgicamente através da implantação de uma válvula Ahmed (New World Medical, Inc., Rancho Cucamonga, CA), ou por trabeculectomia com mitomicina C, que tem um elevado risco de insucesso cirúrgico.(27,28)

Estudos têm demonstrado correlações entre glaucoma de ângulo aberto e diabetes, podendo responder à medicação tópica e ser tratado com trabeculoplastia a laser micropulso ou trabeculoplastia selectiva a laser. (29) Nos casos refratários, está indicada a trabeculectomia. (30)

**Rubeose iridis**

A rubeosis iridis é um sinal de PDR avançada causada por isquemia na retina, que se apresenta como neovascularização da íris na margem pupilar que pode crescer radialmente na superfície da íris em direção ao ângulo.

É gerida através da realização imediata de PRP e do AntiVEGF utilizado em casos de insucesso do tratamento com laser, meios opacos ou em situações de pupilas resistentes aos midriáticos, na ausência de PIO elevada.

No entanto, nos casos de meios opacos, como a catarata ou a hemorragia vítrea, devem ser tratados cirurgicamente para permitir a realização de fotocoagulação pan-retiniana, uma vez que os agentes anti-VEGF têm um efeito a curto prazo. No entanto, os agentes anti-VEGF intravítreos são utilizados **APENAS** nos casos em que não há sinais de PIO elevada ou ausência de rede fibrovascular no ângulo. (31)

**Catarata**

A catarata pode causar uma redução reversível da VA, que é tratada através da extração da catarata e do implante de uma lente por facoemulsificação.

No entanto, é importante efetuar uma avaliação pré-cirúrgica do EMD ou da RDP, se possível, uma vez que se agravam após a cirurgia (32)

O EMD ou a PDR de risco precoce/elevado devem ser sempre geridos antes da cirurgia e, em seguida, efetuar a facoemulsificação com um acompanhamento de 4 meses após a cirurgia para tratar quaisquer recorrências subsequentes de EMD ou PDR

Nos casos de RDP avançada com hemorragia vítrea não desobstruída ou descolamento traccional da retina, pode ser efectuada uma cirurgia combinada de faco + vitrectomia pars plana ou cirurgia de cataratas 1st com combinação com anti-VEGF, pode ser efectuada uma vitrectomia pars plana no prazo de um mês

**Neuropatia diabética do disco ótico**

A neuropatia diabética do disco ótico pode apresentar-se como uma tumefação do disco ótico com telangiectasia no disco ótico, que é confundida com NVD e pode causar uma redução ligeira a moderada da AV.

É tratada com injecções de esteróides subtenonianos posteriores ou injecções intravítreas de AntiVEGF

**Controlo glicémico e da pressão arterial**

Estudos demonstraram que o controlo da glicemia e da pressão arterial pode retardar a progressão da retinopatia diabética.

Como referido, é aconselhável que a HbA1C seja repetida de três em três meses, devendo ser inferior a 7%.

O açúcar no sangue e a tensão arterial devem ser monitorizados por um médico internista ou endocrinologista. (10-12)

## CONCLUSÕES

A diabetes é influenciada por outras doenças sistémicas, como a hipertensão, e pode causar danos em vários tecidos do olho.

É importante fazer cuidadosamente a história sistémica e oftalmológica, juntamente com um exame cuidadoso dos segmentos anterior e posterior para obter o diagnóstico correto, que pode ser auxiliado por técnicas de imagem.

O EMD pode causar uma redução precoce da AV em doentes com diabetes, enquanto a RD pode causar perda de visão em fases tardias da doença.

A AV diminui nos doentes com diabetes não só devido a danos nos tecidos da retina, mas também devido a múltiplos factores adicionais, como a catarata.

As técnicas de imagiologia podem ajudar-nos a diagnosticar, monitorizar e orientar o nosso tratamento.

O plano de tratamento deve basear-se num diagnóstico preciso e deve ser acompanhado de perto, juntamente com a monitorização dos índices glicémicos e o controlo da pressão arterial.

**AGRADECIMENTOS**

Esta secção é uma versão reproduzida e actualizada do artigo original publicado pelo autor na revista *Retinal Physician, Volume: 13, Issue: Jan / Fev 2016, página(s): 36, 3*

## REFERÊNCIAS


1. Secretariado da Qualidade dos Cuidados da AAO. Rastreio da retinopatia diabética - 2014. Sítio Web da Academia Americana de Oftalmologia. Disponível em: http://www.aao.org/clinical-statement/screening-diabetic-retinopathy--june-2012. Acedido em 15 de junho de 2015.

2. Cahill M, Halley A, Codd M, et al. Prevalência de retinopatia diabética em doentes com diabetes mellitus diagnosticada após os 70 anos de idade. Br J Ophthalmol. 1997;81:218-222.

3. Ishihara M, Yukimura Y, Aizawa T, Yamada T, Ohto K, Yoshizawa K. High blood pressure as risk fator in diabetic retinopathy development in NIDDM patients. Diabetes Care. 1987;10:20-25.

4. Arroyo JG. Doença cardiovascular aterosclerótica e retinopatia diabética. Br J Ophthalmol. 2002;86:3-4.

5. Stellingwerf C, Hardus PL, Hooymans JM. A fotografia de dois olhos pode identificar pacientes com retinopatia diabética ameaçadora da visão: uma abordagem de rastreio no contexto dos cuidados primários. Diabetes Care. 2001;24:2086-2090.

6. Lyall DA, Tey A, Foot B, et al. Endoftalmite pós-intravítrea anti-VEGF no Reino Unido: incidência, caraterísticas, factores de risco e resultados. Eye (Lond). 2012;26:1517-1526.

7. Deb-Joardar N, Germain N, Thuret G, et al. Screening for diabetic retinopathy by ophthalmologists and endocrinologists with pupillary dilation and a nonmydriatic digital camera. Am J Ophthalmol. 2005;140:814-821.

8. Kinyoun J, Barton F, Fisher M, Hubbard L, Aiello L, Ferris F 3rd. Deteção de edema macular diabético. Ophthalmoscopy versus photography--Early Treatment Diabetic Retinopathy Study Report Number 5. O grupo de investigação ETDRS. Ophthalmology. 1989;96:746-750; discussão 750-751.

9. Wu L, Fernandez-Loaiza P, Sauma J, Hernandez-Bogantes E, Masis M. Classi cation of diabetic retinopathy and diabetic macular edema. World J Diabetes. 2013;4:290-294.

10. O efeito do tratamento intensivo da diabetes no desenvolvimento e progressão de complicações a longo prazo na diabetes mellitus dependente de insulina. Grupo de Investigação do Ensaio de Controlo e Complicações da Diabetes. N Engl J Med. 1993;329:977-986.

11. Controlo rigoroso da pressão arterial e risco de complicações macrovasculares e microvasculares na diabetes tipo 2. UKPDS 38. Grupo de Estudos Prospectivos sobre a

Diabetes do Reino Unido. BMJ. 1998;317:703-713.

12.  Schrier RW, Estacio RO, Esler A, Mehler P. Effects of aggressive blood pressure control in normotensive type 2 diabetic patients on albuminuria, retinopathy and strokes. Kidney Int. 200;61:1086-1097.

13.  Kozak I, El-Emam SY, Cheng L, et al. Angiografia fluoresceínica versus planeamento guiado por tomografia de coerência ótica para fotocoagulação macular a laser no edema macular diabético. Retina. 2014;34:1600-1605.

14.  Luttrull JK, Musch DC, Mainster MA. Fotocoagulação por micropulsos de díodo sublimiar para o tratamento do edema macular diabético clinicamente significativo. Br J Ophthalmol. 2005;89:74-80.

15.  Scott IU, Danis RP, Bressler SB, Bressler NM, Browning DJ, Qin H; Rede de Investigação Clínica da Retinopatia Diabética. Retina. 2009;29:613-617.

16.  Wessel MM, Nair N, Aaker GD, Ehrlich JR, D'Amico DJ, Kiss S. Peripheral retinal ischaemia, as evaluated by ultra-wide eld uorescein angiography, is associated with diabetic macular oedema. Br J Ophthalmol. 2012;96:694-698.

17.  Diabetic Retinopathy Clinical Research Network; Browning DJ, Glassman AR, Aiello LP, et al. Relação entre a espessura central da retina medida por tomografia de coerência ótica e a acuidade visual no edema macular diabético. Ophthalmology. 2007;114:525-536.

18.  Sun JK, Lin MM, Lammer J, et al. A desorganização das camadas internas da retina como fator de previsão da acuidade visual em olhos com edema macular diabético centrado. JAMA Ophthalmol. 2014;132:1309-1316.

19.  Cunha-Vaz J. Caracterização dos respondedores ao tratamento do EMD. Retin Today. 2011;4:62-63,76.

20.  Waheed NK, De Carto TE, Chin AT, Duker JS. Angiografia OCT no diagnóstico e tratamento da retina. Retin Physician. 2015;12(4):42-46.

21.  Fotocoagulação precoce para a retinopatia diabética. Relatório ETDRS número 9. Grupo de Investigação do Estudo da Retinopatia Diabética de Tratamento Precoce. Ophthalmology. 1991;98(Suppl):766-785.

22.  Diabetic Retinopathy Clinical Research Network; Elman MJ, Aiello LP, Beck RW, et al. Ensaio aleatório que avalia ranibizumab mais laser imediato ou diferido ou triamcinolone mais laser imediato para edema macular diabético. Ophthalmology. 2010;117:1064-1077.

23.  Diabetic Retinopathy Clinical Research Network; Wells JA, Glassman AR, Ayala AR, et al. A ibercept, bevacizumab, or ranibizumab for diabetic macular edema. N Engl J Med. 2015;372:1193-1203.

24. Totan Y, Güler E, Güragaç FB. Implante intravítreo de dexametasona para edema macular diabético crónico resistente ao tratamento com bevacizumab intravítreo. Curr Eye Res. 2015 Jan 22. [Epub ahead of print]

25. Lewis H, Abrams GW, Blumenkranz MS, Campo RV. Vitrectomia para tração macular diabética e edema associado a tração hialoidal posterior.

Ophthalmology. 1992;99:753-759.

26. Tan AM, Chockalingam M, Aquino MC, Lim ZI, See JL, Chew PT. Ciclofotocoagulação com laser de diodo transescleral micropulso no tratamento do glaucoma refratário. Clin Experiment Ophthalmol. 2010;38:266-272.

27. Netland PA. A válvula de glaucoma de Ahmed no glaucoma neovascular (uma tese da AOS). Trans Am Ophthalmol Soc. 2009;107:325-342.

28. Shen CC, Salim S, Du H, Netland PA. Trabeculectomia versus implante de válvula de glaucoma Ahmed no glaucoma neovascular. Clin Ophthalmol. 2011;5:281- 286.

29. El Sayyad F, Helal M. Atualização da trabeculoplastia a laser. Middle East Afr J Ophthalmol. 2009;16:116-118.

30. Sihota R, Gupta V, Agarwal HC. Long-term evaluation of trabeculectomy in primary open angle glaucoma and chronic primary angle closure glaucoma in an Asian population. Clin Exp Ophthalmol. 2004;32:23-28.

31. Tu Y, Fay C, Guo S, Zarbin MA, Marcus E, Bhagat N. Ranibizumab em doentes com catarata densa e retinopatia diabética proliferativa com rubeose. Oman J Ophthalmol. 2012;5:161-165.

32. Rede de Investigação Clínica sobre Retinopatia Diabética Autores/Comité de redação, Baker CW, Almukhtar T, Bressler NM, et al. Edema macular após cirurgia de cataratas em olhos sem edema macular diabético pré-operatório com envolvimento central. JAMA Ophthalmol. 2013;131:870-879.

33. Wu PC Lai CH, Chen CL, Kuo CN. Os padrões tomográficos de coerência ótica no edema da mácula diabética podem prever os efeitos da injeção intravítrea de bevacizumab como tratamento primário. J Ocul Pharmacol Ther. 2012;28:59-64.

## Técnicas de imagiologia

Normalmente, depois de examinarmos os doentes com edema macular diabético, pedimos exames auxiliares que nos ajudam a documentar o caso, planear o tratamento, oferecer um prognóstico e confirmar o diagnóstico.

Os exames mais solicitados são a tomografia de coerência ótica e a angiografia fluoresceínica do fundo do olho (AFF).

Nalguns casos, pode ser necessário pedir ambos os exames imagiológicos na primeira consulta, enquanto noutros casos, optamos por um ou outro.

Quando e por que razão devemos encomendar FFA ou OCT, e o que devemos procurar quando os encomendamos?

## TOMOGRAFIA DE COERÊNCIA ÓPTICA

### Quando e porquê?

Na primeira consulta, é importante pedir a OCT (particularmente quando a acuidade visual melhor corrigida é inferior a 20/20) porque nos ajudará a documentar e a conhecer o padrão, a localização, a espessura e o estado da interface vitreomacular da mácula, que podem afetar o nosso plano de tratamento e o prognóstico visual (Figuras 1 e 2).

A OCT é pedida novamente após 18 semanas, com base no plano de tratamento, para monitorizar a eficácia do tratamento.

Além disso, pode ajudar-nos a decidir se é obrigatório alterar, parar ou continuar com o plano de tratamento. (Figuras 3 e 4).

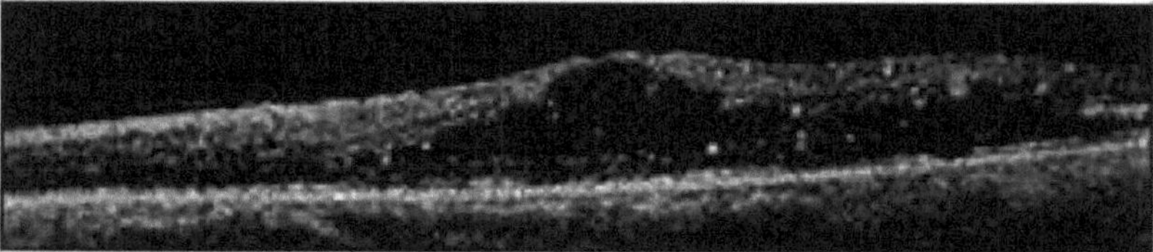

Figura 1. OCT pré-tratamento do edema macular diabético.

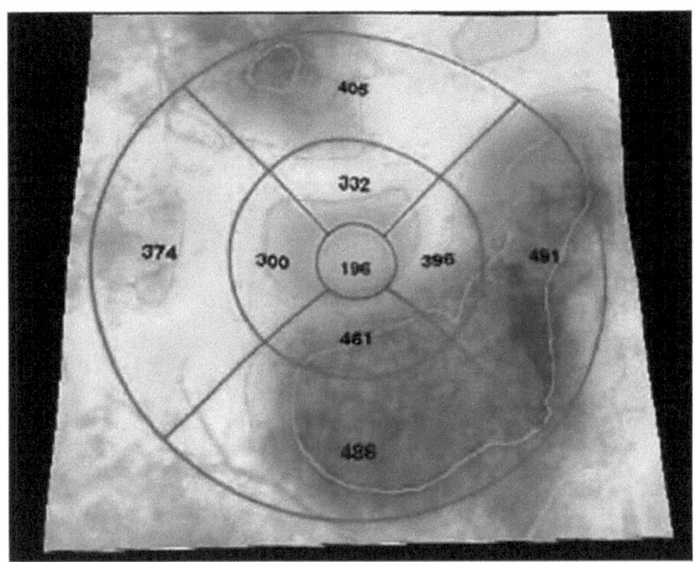


Figura 2. Mapa tridimensional de OCT do EMD antes do tratamento.

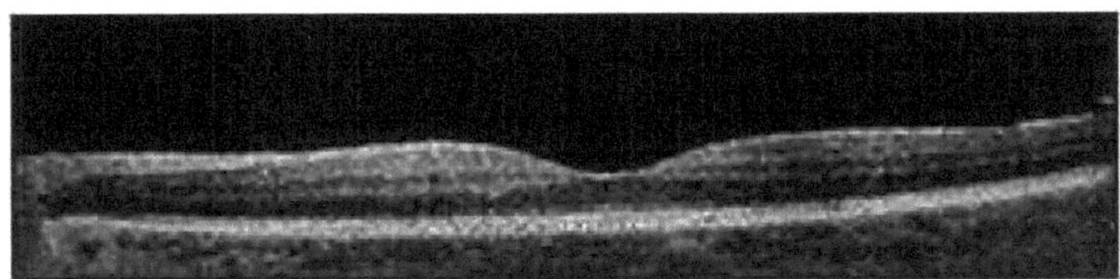

Figura 3. O mesmo doente das Figuras 1 e 2, após quatro injecções de anti-VEGF.

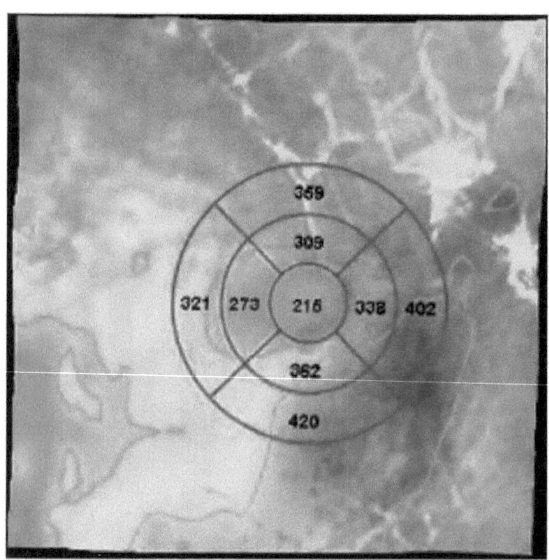

Figura 4. Mapa tridimensional de OCT para o doente das Figuras 1, 2 e 3 após quatro injecções de anti-VEGF

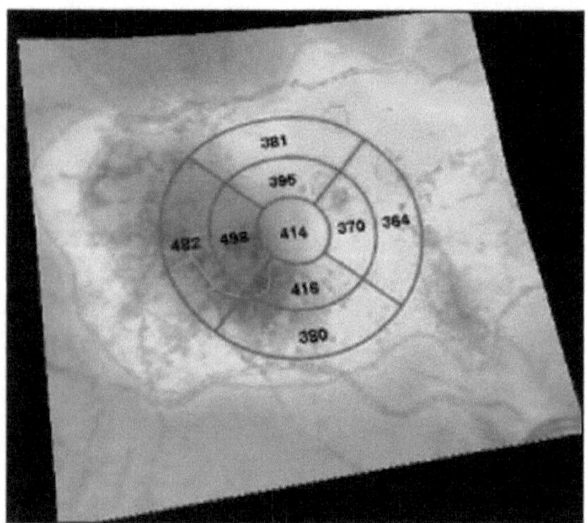

Figura 5. Mapa tridimensional de OCT mostrando a localização do EMD.

**De que é que estamos à procura?**

*Espessura macular (EM)*

Comparar a eficácia pré e pós-tratamento, embora a MT não seja um marcador de VA diminuída e a relação entre VA e MT seja modesta.

36

*Localização do edema*

Central ou não. A OCT é utilizada como guia em alguns casos para a fotocoagulação a laser, em particular quando se planeia o laser de grelha modificada (Figura 5)

*Desorganização das camadas internas da retina*

A desorganização das camadas internas da retina (DRIL) está associada a uma diminuição da acuidade visual, especialmente em doentes com EMD com envolvimento central em mais de 50% do centro foveal ou num raio de 1 mm.

Por exemplo, cada aumento de 299 μm na extensão da DRIL durante um período de quatro meses foi associado a uma diminuição de 1 linha na acuidade visual aos oito meses.

(1) (Figura 6)

No entanto, um fator independente na redução da AV é a rutura da camada do segmento interno/segmento externo dos fotorreceptores, porque reflecte danos nos fotorreceptores, que podem refletir edema macular crónico, juntamente com um padrão difuso.

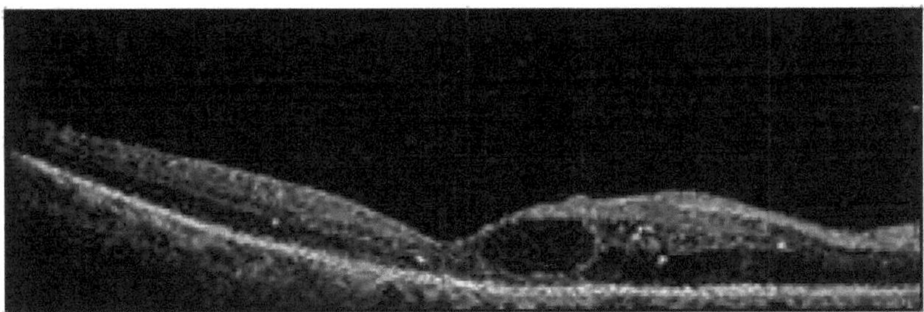

Figura 6. Tomografia de coerência ótica mostrando um grande quisto com desorganização das camadas internas da retina.

Por conseguinte, as alterações morfológicas do EMD na OCT, como a presença de quistos intrarretinianos, líquido subretiniano, rutura da zona elpsoide e demolição dos limites entre as camadas da retina, podem prever um mau prognóstico visual

*Padrão DME*

O padrão do EMD pode incluir espessura macular difusa (Figura 7), edema macular cistoide (Figura 6), descolamento seroso da retina (Figura 8) e anomalias da interface vítreo-macular (Figura 9).

As melhorias na VA e na espessura macular são melhores no EMC e piores nas anomalias da interface vitreomacular após a injeção de agentes anti-VEGF intravítreos (2).

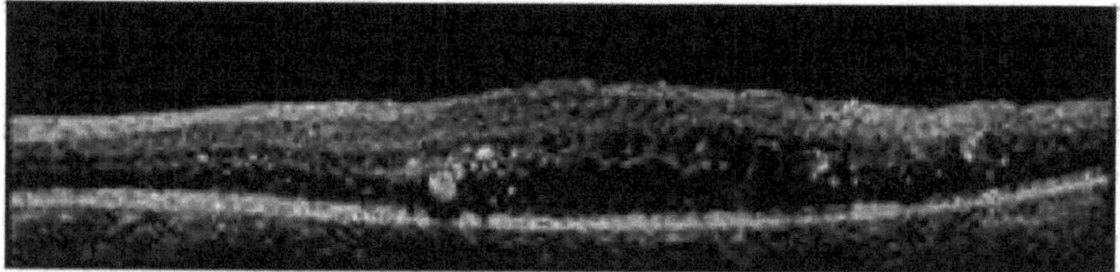

Figura 7. Tomografia de coerência ótica mostrando espessura macular difusa.

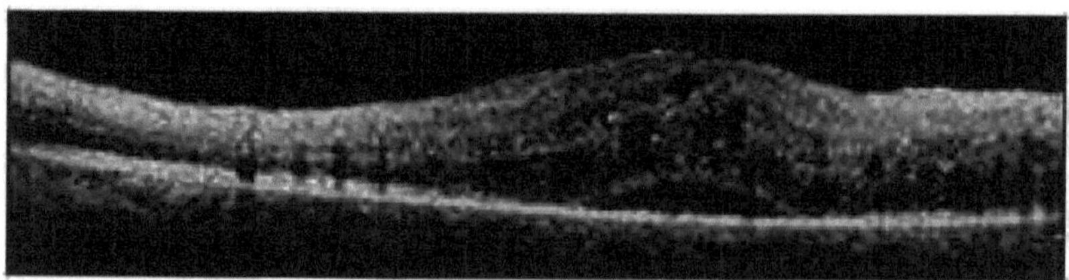

Figura 8. Tomografia de coerência ótica mostrando líquido sub-retiniano com um quisto intrarretiniano.

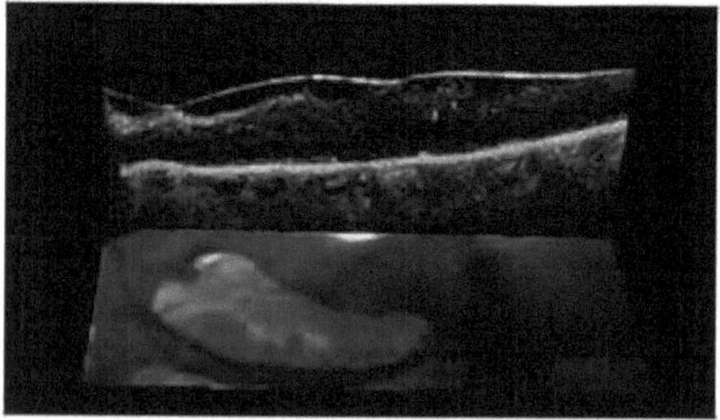

Figura 9. Fotografia do fundo do olho e OCT mostrando anomalia da interface vitreomacular com um elemento traccional.

*Integridade da interface vítreo-macular*

A integridade da interface vítreo-macular é tão importante porque, quando o elemento traccional é responsável pelo EMD (especialmente quando as fixações focais de membranas epiretinianas perturbam a superfície interna da retina), o nosso tratamento seria a vitrectomia pars plana com remoção da ILM, em vez de injecções intravítreas ou laser focal.

No entanto, quando a anomalia vitreomacular está presente, mas o principal elemento do EMD é uma anomalia microvascular, o anti-VEGF intravítreo tem efeitos reduzidos, a melhor forma de confirmar o elemento microvascular é através da FFA (FUNDUS FLUORESCEIN ANGIOGRAPHY)

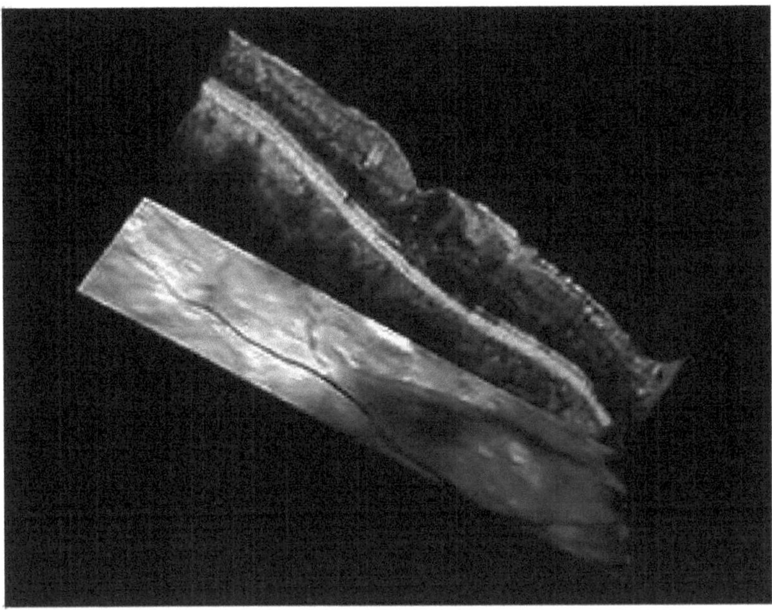

Figura 10. Fotografia do fundo do olho e OCT mostrando uma anomalia da interface vitreomacular com um elemento vascular.

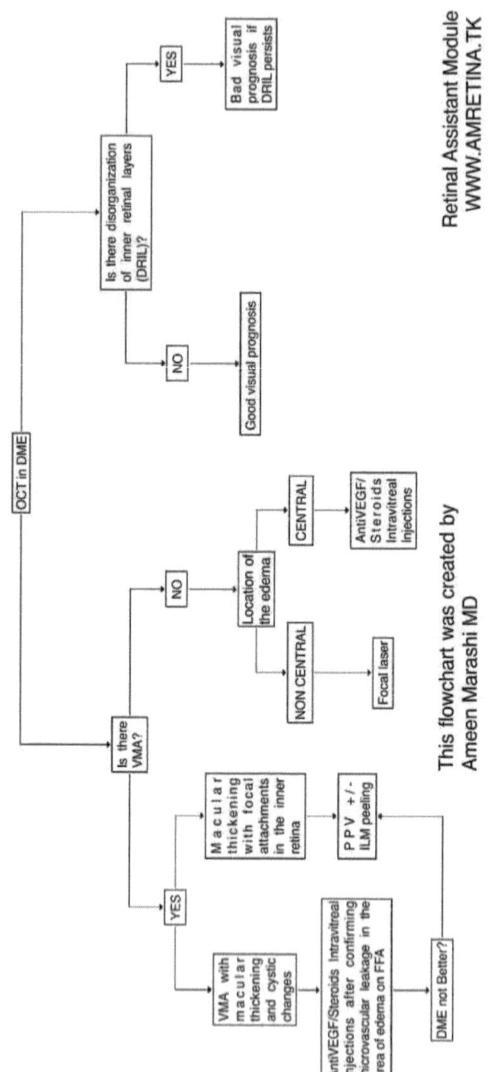


Figura 11 Algoritmo do autor para OCT em DME

# ANGIOGRAFIA FLUORESCEÍNICA DO FUNDO DO OLHO

**Quando e porquê?**

O FFA é uma ferramenta para estudar o estado de perfusão da mácula e da periferia da retina.

Na primeira consulta, é importante pedir um FFA (especialmente quando o BCVA é aproximadamente 20/20), porque nos ajudará a documentar a presença de microaneurismas com fugas que correspondem a edema macular clinicamente significativo (CSME), tal como definido pelo ETDRS, uma vez que a medição da VA é insuficientemente sensível para detetar DME (Figura 12-13) (3).

No entanto, a OCT é o padrão de ouro para excluir a presença de espessamento macular

A AF do fundo do olho é pedida como um guia para localizar microaneurismas com fugas, quando se planeia fazer laser focal/grid, especialmente em casos com edema macular não central para manter uma boa visão durante aproximadamente 18 semanas em casos de bom controlo da diabetes e da pressão arterial.

A requisição de FFA na primeira consulta é obrigatória em casos de retina sem caraterísticas com BCVA muito fraca para excluir maculopatia isquémica, porque estes doentes têm um mau prognóstico e não há tratamento benéfico, uma vez que a OCT não consegue detetar maculopatia diabética isquémica, mas pode mostrar evidência de danos na camada de células ganglionares.(5)

**Estado da perfusão**

A AF estuda o estado de perfusão da mácula e da periferia da retina, a isquemia macular indica um mau prognóstico sem tratamento benéfico.

Estes casos podem apresentar-se como uma grande zona avascular foveal (FAZ) ou uma FAZ com limites irregulares.

A presença de não perfusão significativa da periferia da retina (Figuras 16 e 17) é um fator de prognóstico para a retinopatia diabética proliferativa, que requer fotocoagulação laser pan-retiniana imediata. A colocação de queimaduras de laser em áreas não perfundidas da periferia da retina durante o tratamento da RDP é recomendada para preservar os campos visuais tanto quanto possível, especialmente em doentes com campos visuais comprometidos, como os doentes com glaucoma.

O FFA é um bom teste auxiliar para detetar a presença de IRMA ou neovascularização quando esta é subtil no exame de rotina dos fundos dilatados

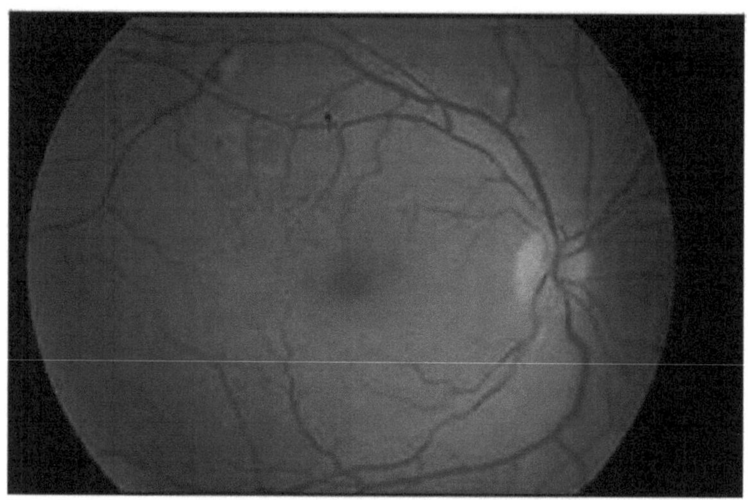

Figura 12. Fotografia do fundo do olho de um doente com EMD e BCVA de 20/20.

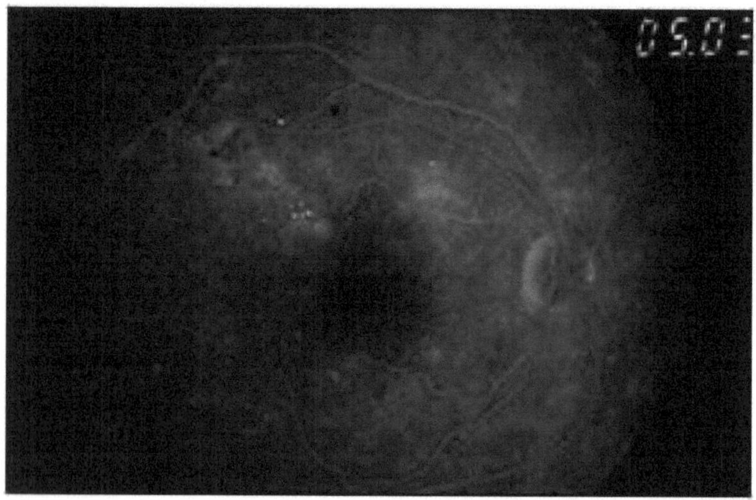

Figura 13. Imagem do mesmo paciente da **Figura 12**, mostrando vazamento focal e edema clinicamente significativo.

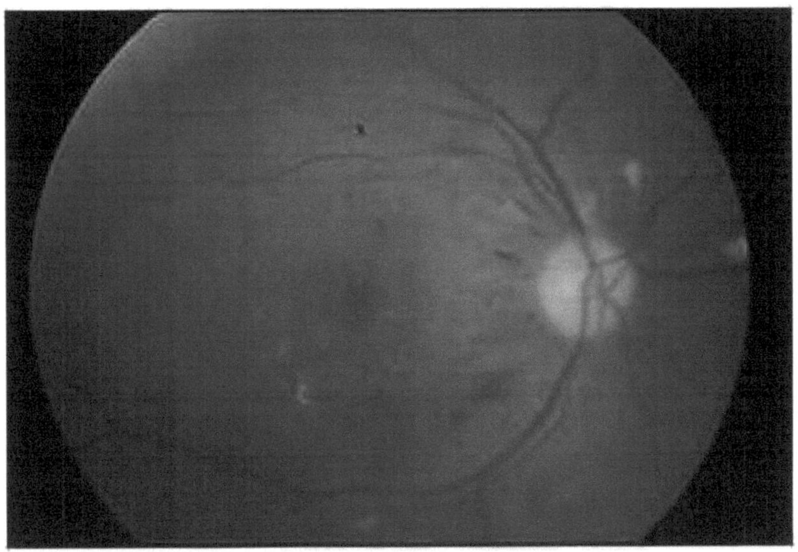

Figura 14. Retinografia de retina sem caraterísticas com sinais de isquémia macular. O BCVA estava a contar números.

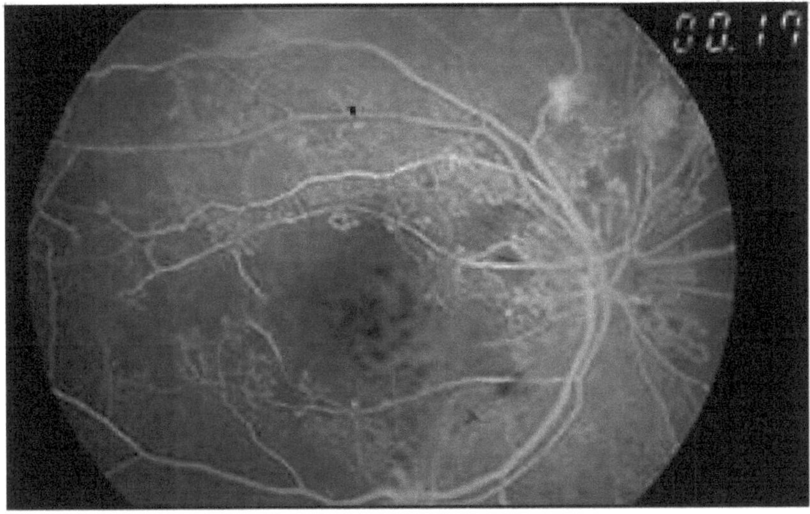

Figura 15. A AF do fundo do olho do doente das Figuras 14 mostra uma FAZ grande e uma perda capilar.

**Edema macular clinicamente significativo (EMCS)**

A presença de CSME, definida como:

*S* Edema (que se apresenta como microaneurismas com fugas na angiografia) num raio de 500 μm do centro da fóvea

*S* Exsudado duro num raio de 500 μm do centro da fóvea adjacente ao edema (6)

S Um diâmetro de disco de edema dentro de um diâmetro de disco do centro da fóvea é uma indicação para FFA.

**Localização e fugas**

Se o edema estiver longe do centro e não cumprir os critérios para CSME, ou se estiver perto ou dentro de uma FAZ.

É importante decidir se é seguro ou perigoso tratar o olho com fotocoagulação laser de onda contínua ou se é necessário mudar para o modo de onda SDM (subthreshold diode micropulsed), terapia anti-VEGF ou injeção intravítrea de esteróides (Figura 18-19)

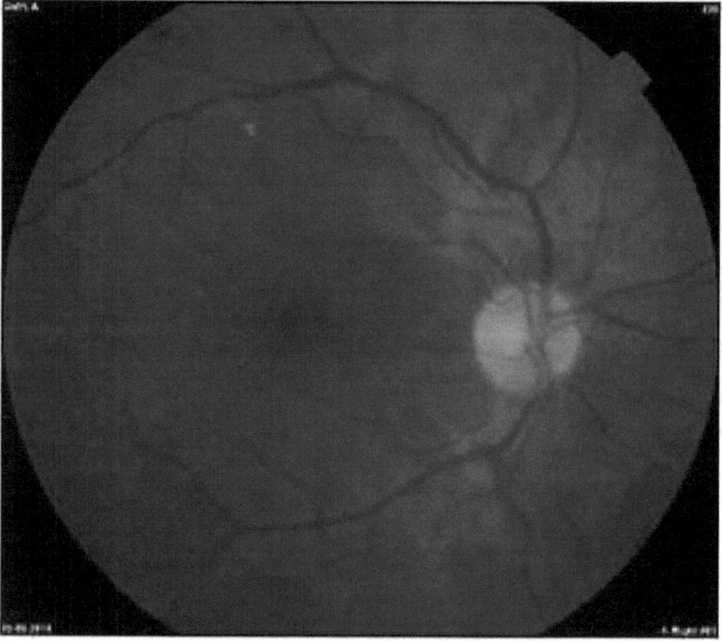

Figura 16. Fotografia do fundo do olho mostrando isquemia retiniana periférica com EMD.

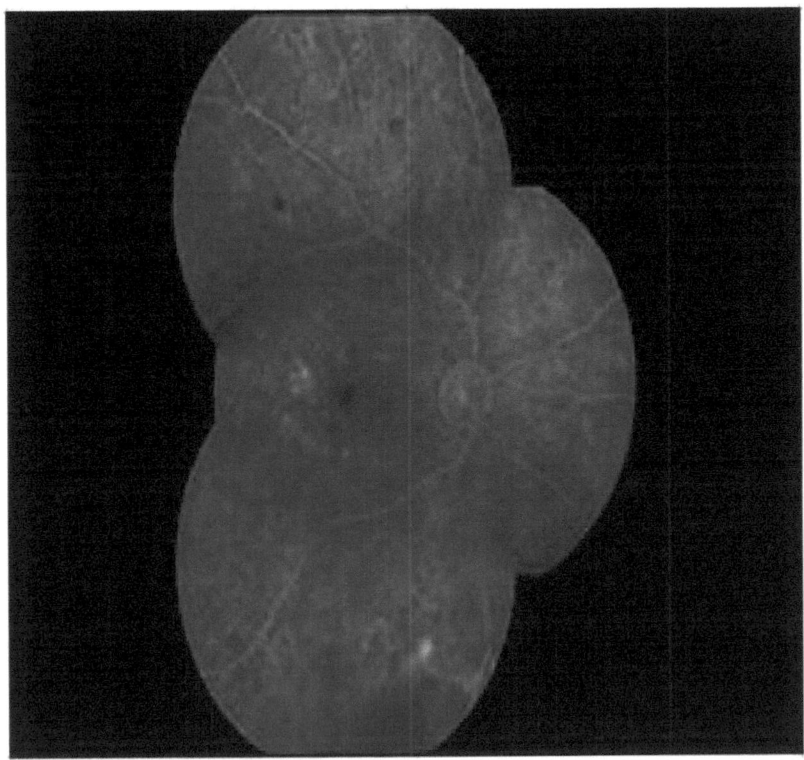

Figura 17. AF do fundo do olho do doente da Figura 16 mostrando isquémia retiniana periférica com edema clinicamente significativo.

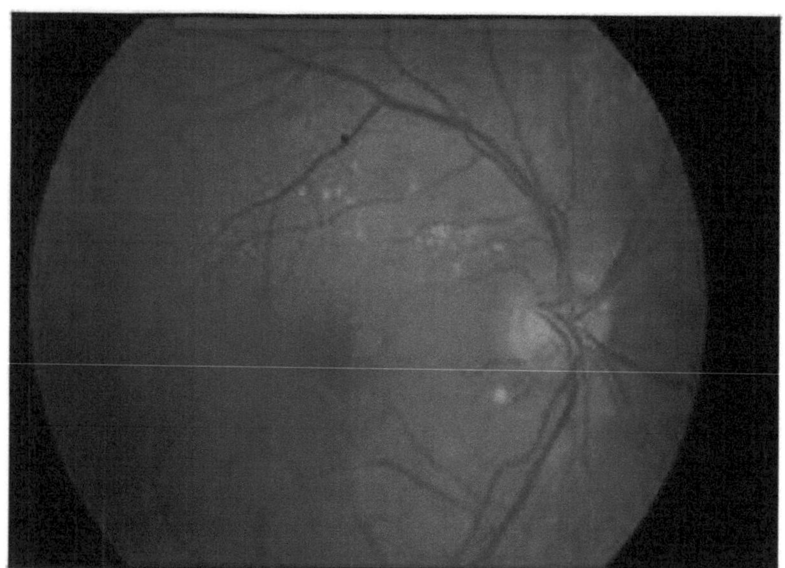

Figura 18. Edema macular não central num doente com BCVA de 20/25.

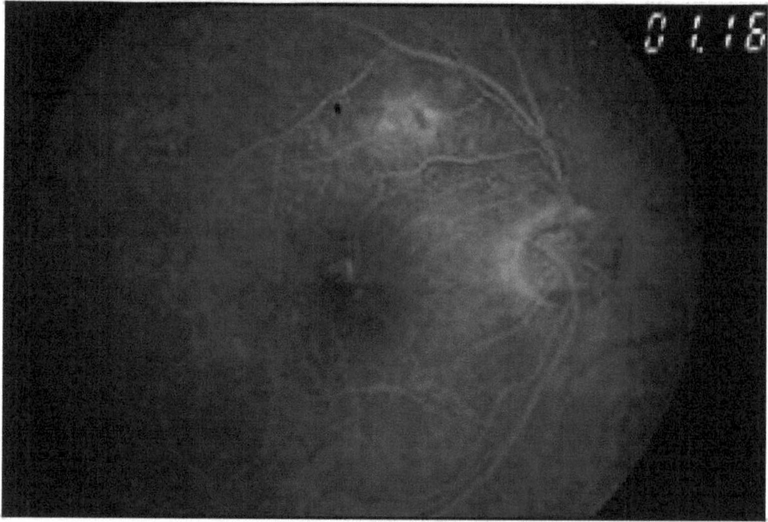

Figura 19. No mesmo doente da **Figura 18**, o FFA mostra microaneurismas com fugas longe da fóvea e centralmente.

**Tipo de edema**

É importante considerar se o edema é focal, multifocal ou difuso, porque esta informação pode afetar o plano de tratamento (Figura 20-21)

É importante correlacionar o angiograma e o exame do fundo do olho; por exemplo, quando está presente um anel lipídico circinado, este pode apresentar-se como um conjunto de microaneurismas com fugas na angiografia, enquanto as zonas de anomalias microvasculares intrarretinianas podem ser destacadas como não perfusão capilar (Figura 22-23)

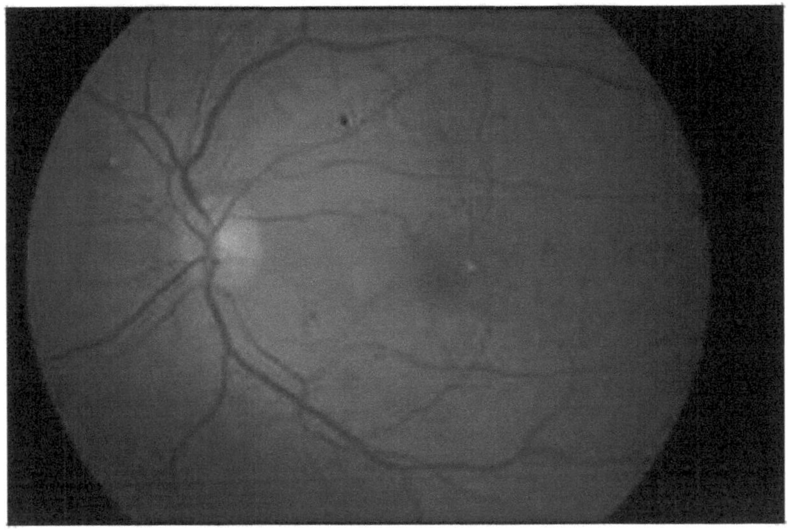

Figura 20. Fotografia do fundo do olho de um doente com EMD difuso.

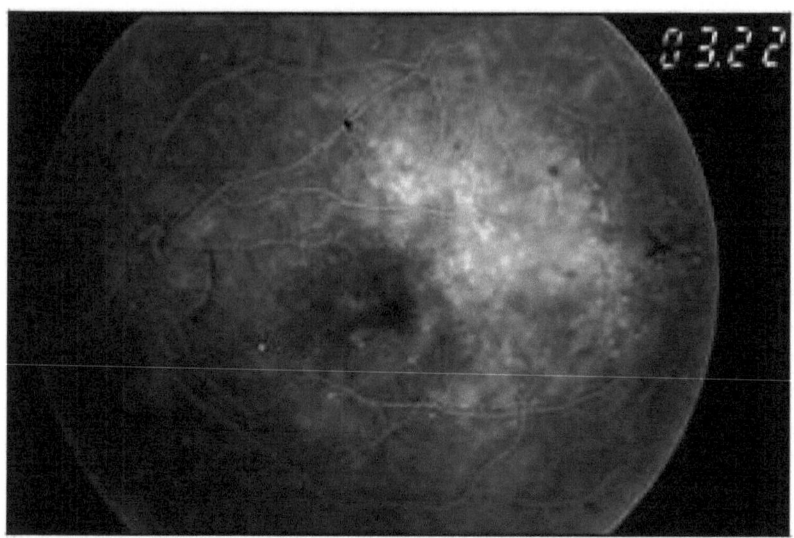

Figura 21. AF do fundo do olho do mesmo paciente da Figura 20 mostrando DME difuso.

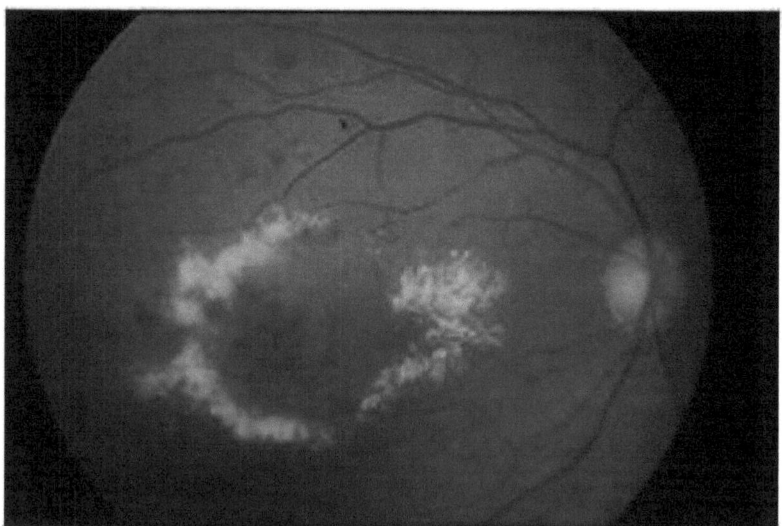

Figura 22. Fotografia do fundo do olho mostrando um anel lipídico circinado adjacente a anomalias microvasculares intrarretinianas.

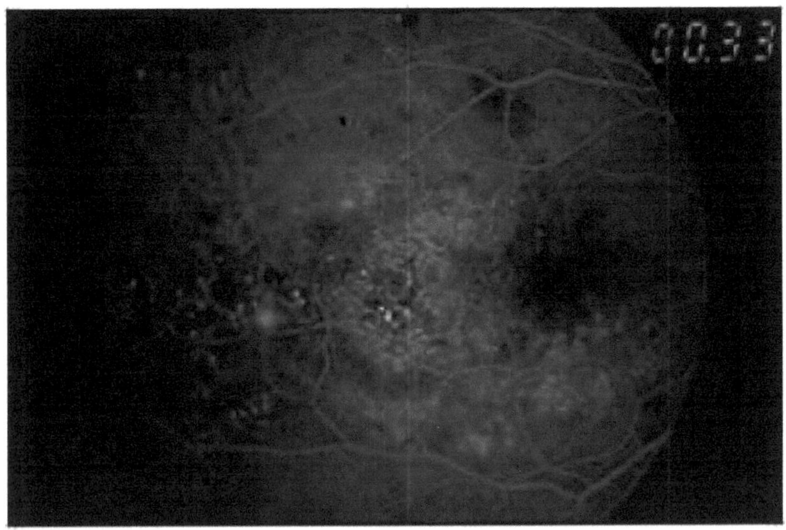

Figura 23. FFA do mesmo doente, com um aglomerado de microaneurismas correspondente ao anel junto à não perfusão capilar.

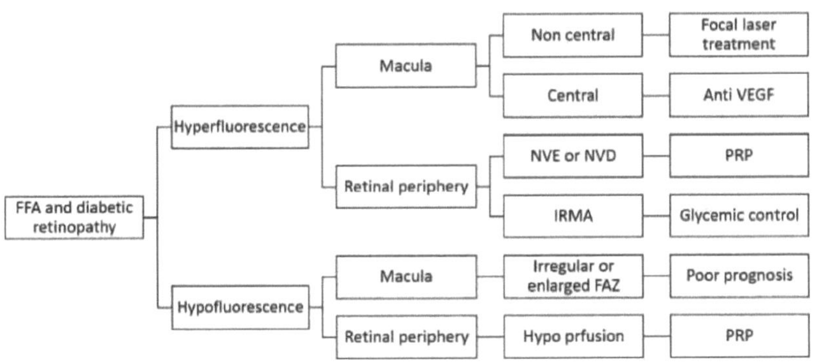


Figura 24 Algoritmo do autor para a AF na retinopatia e maculopatia diabéticas

**Ultra-Widefield FFA** - O módulo Ultra Widefield oferece o campo de visão mais amplo com uma imagem de um disparo, as modalidades variam de 20 graus a 200 graus,

-Pode ser utilizado para excluir isquemia periférica, que é um sinal precoce de PDR que requer tratamento com laser e pode ser utilizado como guia para o tratamento com laser para preservar os campos visuais tanto quanto possível.

# CONCLUSÕES

No que diz respeito à utilização de imagens como guia para a fotocoagulação a laser, os mapas OCT e FFA podem ser algo semelhantes.

No entanto, embora a OCT seja um método de imagiologia minimamente invasivo, são necessários menos disparos de laser para tratar o EMD após o FFA. (7)

O pedido de OCT pode ajudar-nos a conhecer o edema, a determinar o prognóstico visual, a escolher o nosso plano de tratamento e a monitorizar a eficácia do tratamento.

A DRIL, a CST e a rutura da camada IS/OS do fotorreceptor são factores de prognóstico visual, enquanto a integridade da interface vítreo-macular, em conjunto com o padrão do edema, é importante para o planeamento do tratamento.

A requisição de FFA pode ajudar-nos a conhecer o estado de perfusão da retina, a localização e o tipo de edema macular e a presença de CSME na escolha do nosso plano de tratamento.

# AGRADECIMENTOS

Esta secção é uma versão actualizada e reproduzida do artigo original publicado pelo autor *Retinal Physician, Volume: 12, Issue: julho / Ago 2015, página(s): 2024*

# REFERÊNCIAS

1. Sun JK, Lin MM, Lammer J, et al. A desorganização das camadas internas da retina como fator de previsão da acuidade visual em olhos com edema macular diabético centrado. JAMA Ophthalmol. 2014;132:1309-1316.

2. Wu PC, Lai CH, Chen CL, Kuo CN. Os padrões tomográficos de coerência ótica no edema da mácula diabética podem prever os efeitos da injeção intravítrea de bevacizumab como tratamento primário. J Ocul Pharmacol Ther. 2012;28:59-64.

3. Stellingwerf C, Hardus PL, Hooymans JM. A fotografia de dois campos pode identificar pacientes com retinopatia diabética ameaçadora da visão: uma abordagem de rastreio no contexto dos cuidados primários. Diabetes Care. 2001;24:2086-2090.

4. Byeon SH, Chu YK, Lee H, Lee SY, Kwon OW. Danos na camada de células ganglionares da fóvea na maculopatia diabética isquémica: correlação de alterações anatómicas e tomográficas de coerência ótica. Ophthalmology. 2009;116:1949-1959.

5. Dmuchowska DA, Krasnicki P, Mariak Z. Pode a tomografia de coerência ótica

substituir a angiografia fluoresceínica na deteção da maculopatia diabética isquémica? Graefes Arch Clin Exp Ophthalmol. 2014;252:731-738.

6. Kinyoun J, Barton F, Fisher M, Hubbard L, Aiello L, Ferris F 3rd. Deteção de edema macular diabético. Ophthalmoscopy versus photography--Early Treatment Diabetic Retinopathy Study Report Number 5. O grupo de investigação ETDRS. Ophthalmology. 1989;96:746-750; discussão 750-751.

7. Kozak I, El-Emam SY, Cheng L, et al. Angiografia fluoresceínica versus planeamento guiado por tomografia de coerência ótica para fotocoagulação macular a laser no edema macular diabético. Retina. 2014;34:1600-1605.

# Fundos Auto fluorescência no Edema Macular Diabético

O edema macular diabético (EMD) causa perda de visão precoce em doentes diabéticos e existem muitas ferramentas para o diagnosticar, como a angiografia fluoresceínica e a OCT, mas a autofluorescência de fundos (FAF) é uma tecnologia não invasiva que nos pode fornecer alguns dados úteis para o EMD utilizando a oftalmoscopia confocal de varrimento a laser.

## UTILIZAÇÕES CLÍNICAS DO FAF

A lipofuscina nas células do EPR tem propriedades fluorescentes, que podem fornecer dados úteis sobre os mecanismos fisiopatológicos, o diagnóstico e a monitorização da progressão da doença que não podem ser revelados através da angiografia fluoresceínica ou da OCT. A tecnologia está disponível há 40 anos, mas tornou-se mais popular devido aos avanços na tecnologia de imagem digital.

A FAF é utilizada para verificar a função do EPR e o estado de toxicidade em várias doenças, como a degenerescência macular relacionada com a idade, a oclusão da artéria retiniana e a toxicidade da hidroxicloroquina (1).

## RESULTADOS DA GORDURA NA DME

Estudos demonstraram que a FAF no edema macular diabético (EMD) pode mostrar danos na retina e uma correlação entre a acuidade visual e as alterações da microestrutura da retina, como a integridade dos fotorreceptores.

As alterações da FAF no EMD podem variar entre uma FAF normal e uma FAF aumentada (iFAF) e uma FAF diminuída (dFAF) (Figura 24).

Há duas hipóteses para explicar a iFAF no EMD: a primeira é a acumulação de produtos oxidativos devido à ativação da microglia, pelo que a lipofuscina pode ser um produto da oxidação;

A segunda hipótese é a de um defeito da janela devido à deslocação mecânica do pigmento lúteo (que normalmente bloqueia a fluorescência) devido à formação de quistos intrarretinianos na camada plexiforme externa, mas os estudos mostraram que, mesmo após a resolução dos quistos, a iFAF permaneceu e, por conseguinte, talvez se deva à ativação da microglia.

dFAF explicada pela absorção de FAF pela acumulação de exsudado duro e pela morte dos fotorreceptores, reduzindo assim a produção de lipofuscina.

## PADRÕES DE FAF EM DME

*FAF normal:* que pode refletir um pigmento macular normal e a OCT pode não mostrar alterações quísticas, mas apenas um aumento da espessura da retina.

*iFAF cistoide:* Reflecte a autofluorescência devido à deslocação mecânica do pigmento macular devido à formação cística que causa um defeito na janela e a OCT pode mostrar alterações císticas neste caso.

*Spot iFAF:* A autofluorescência deve-se à morte dos fotorreceptores, pode não ser devida à deslocação do pigmento macular e, por conseguinte, pode levar à acumulação anormal de lipofuscina no EPR.

*Diminuição da FAF:* explicada pelo bloqueio da fluorescência devido à acumulação de exsudados duros e à redução da produção de lipofuscina devido a danos prolongados na camada de fotorreceptores (2).

A função visual é melhor na FAF normal e na iFAF quística e pior na iFAF pontual e na dFAF devido ao estado de integridade da camada fotorreceptora, em que nos dois primeiros padrões a camada fotorreceptora está intacta e nos dois segundos padrões a camada fotorreceptora está danificada (3).

## CONCLUSÕES

A FAF pode ser uma ferramenta útil para comparar a microestrutura da mácula com a BCVA e, tal como referido anteriormente, a iFAF e a dFAF pontuais podem ser um indicador do início de um EMD crónico

O que pode ser um indicador para mudar o tratamento de AntiVEGF para esteróides, uma vez que pode poupar o doente a múltiplas injecções de ANTIVEGF e fazer-nos escolher esteróides como terapia de primeira linha, especialmente em doentes pseudofácicos que suspeitam de EMD crónico.

É necessária mais investigação para comparar a FAF no EMD crónico e não crónico, uma vez que os estudos demonstraram que a FAF pode estudar as alterações da microestrutura no edema macular diabético e pode ser um indicador da morte das células IS/OS, o que pode indicar provisoriamente a cronicidade.

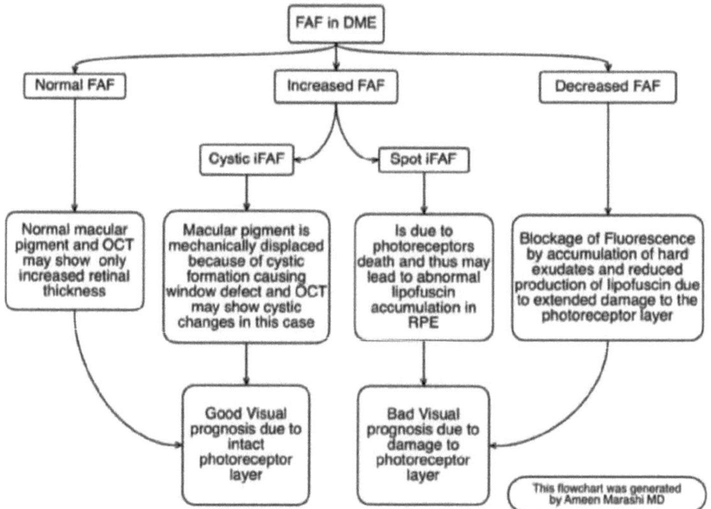


Figura 24: (cortesia da revista ophthalmology management onde foi originalmente publicado) O algoritmo ajuda a identificar os padrões de FAF e a sua associação com o prognóstico visual.

## AGRADECIMENTOS

Esta secção é uma versão reproduzida e actualizada do artigo original publicado pelo autor Ameen M. FAF in DME. J Ophthalmol 2017, 2(1): 000117

### REFERÊNCIAS


1.  (2015) Uma nova forma de utilizar uma tecnologia antiga Clínicos e investigadores analisam as implicações clínicas iniciais do EMD utilizando a autofluorescência do fundo do olho. Por Vanessa Caceres, Editora colaboradora.

2.  Shen Y, Xu X, Liu K (2014) Caraterísticas da autofluorescência do fundo do olho em pacientes com edema macular diabético. Chin Med J (Engl) 127(8): 1423-1428.

3.  Vujosevic S, Casciano M, Pilotto E, Boccassini B, Varano M, et al. (2011) Diabetic macular edema: fundus autofluorescence and functional correlations. Invest Ophthalmol Vis Sci 52(1): 442-448.

## Angiografia OCT

A OCTA é uma técnica de imagiologia não invasiva que gera imagens de angiografia volumétrica numa questão de segundos.

A angiografia por OCT (OCTA) é utilizada para visualizar melhor as alterações da vasculatura da retina em pormenor do que com a AF, tais como a formação de microaneurismas e a queda de capilares.

A OCTA é um método multidimensional para estudar as alterações da estrutura da retina (ou seja, formação de quistos e espessura do subcampo central da retina), juntamente com as alterações vasculares (microaneurismas e neovascularização da retina).

Com a limitação de um campo de visão estreito, não mostra fugas e, por isso, requer meios claros com a cooperação do doente

## EDEMA MACULAR DIABÉTICO

A OCTA não é utilizada para avaliar o EMD isoladamente, uma vez que a OCTA não consegue identificar fugas como o FFA, mas a OCTA consegue identificar a correlação entre o EMD e as anomalias microvasculares; no entanto, os quistos intrarretinianos podem ser identificados na OCTA como espaços intrarretinianos hipointensos ou espaços intrarretinianos acinzentados para quistos intrarretinianos de grandes dimensões, que podem ser confundidos com não perfusão.

Estudos demonstraram que a densidade vascular é mais baixa nos doentes com EMD (1); a OCTA pode avaliar a presença de não perfusão capilar na região foveal juntamente com as medições da FAZ.

### Apresentação dos microaneurismas

Os microaneurismas apresentam-se na OCTA como aglomerados focais hiperintensos, que apresentam capilares dilatados e de forma anormal ao nível do plexo capilar superficial e do plexo capilar profundo. Estudos (2) mostraram que os microaneurismas estão mais localizados no plexo capilar profundo.

Os exsudados duros apresentam-se como material hiper-refletor intra-retiniano devido à reflexão do sinal refractado dos vasos perfundidos.

A compatibilidade entre a AF e a OCTA na identificação de microaneurismas é modesta devido a várias razões, tais como o facto de a AF não conseguir detetar com precisão microaneurismas no plexo capilar profundo, em que os microaneurismas presumidos na AF podem mostrar-se como tufos de neovascularização na OCTA (3) ou apenas fugas focais na AF (4).

A OCTA pode não mostrar os microaneurismas devido à lentidão do fluxo sanguíneo devido a alterações escleróticas ao nível dos microaneurismas (5)

**Isquemia macular diabética**

A OCTA mostra a FAZ mais claramente do que a FFA, com a OCTA, a FAZ é medida com precisão; contudo, a FAZ aumentou em todos os doentes com retinopatia diabética, mas não afectou a acuidade visual (6)

A isquémia macular diabética apresenta-se em diferentes graus:

*Isquemia macular focal*, que mostra pequenas áreas não confluentes sem perfusão (descorrelação) e pode ser acompanhada de outras caraterísticas do EMD, tais como aglomerados hiperintensos; a isquemia macular focal não pode ser detectada na AFF e está normalmente associada a casos de NPDR com EMD

*A isquémia macular moderada* mostra várias áreas de isquémia macular focal e pode ser detectada com FFA e geralmente associada a NPDR grave e no limite de áreas de não perfusão, microaneurismas localizados e beading venoso.

*A isquemia macular grave* mostra grandes áreas de não perfusão com apenas descorrelação na área dos grandes vasos.

É uma caraterística da isquémia macular avançada e está normalmente associada a retinopatia diabética em fases pré-proliferativas ou proliferativas.

# RETINOPATIA DIABÉTICA

## Retinopatia diabética não proliferativa

*Os microaneurismas* apresentavam-se como capilares com formas anormais ao nível do plexo capilar superficial e do plexo capilar profundo.

*As hemorragias intrarretinianas* podem causar a ocultação dos vasos subjacentes.

*A mancha de algodão* apresentou-se como áreas de ausência de descorrelação tanto no plexo profundo como no superficial.

*O beading venoso* apresentava-se como dilatações focais de vasos retinianos próximos uns dos outros.

*As anomalias microvasculares intra-retinianas (IRMA)* localizam-se normalmente na proximidade de áreas não perfundidas e excedem a área da camada nuclear interna, caracterizando-se por uma dilatação focal ou difusa com complexos vasculares altamente descorrelacionados.

**Retinopatia diabética proliferativa**

A neovascularização apresentou-se clara com detalhes e profundidade na OCTA;

Neovascularização normalmente associada a não perfusão capilar e a anomalias microvasculares.

A OCTA é utilizada em vez da AFT para avaliar e acompanhar a neovascularização posterior nos casos em que a AFT está contra-indicada ou não é rentável, mas a diminuição do fluxo sanguíneo na neovascularização não significa o desaparecimento da neovascularização.

**REFERÊNCIAS**

1.  Al-Sheikh M, Akil H, Pfau M, et al. Imagens de angiografia OCT de fonte varrida da zona avascular foveal e densidade da rede capilar macular na retinopatia diabética. Invest Ophthalmol Vis Sci 2016;57:3907-13. [

2.  Hasegawa N, Nozaki M, Takase N, et al. New Insights Into Microaneurysms in the Deep Capillary Plexus Detected by Optical Coherence Tomography Angiography in Diabetic Macular Edema. Invest Ophthalmol Vis Sci 2016;57:OCT348-55.

3.  Hwang TS, Jia Y, Gao SS, et al. CARACTERÍSTICAS TOMOGRÁFICAS DA TOMOGRAFIA DE COERÊNCIA ÓPTICA DA RETINOPATIA DIABÉTICA. Retina 2015;35:2371-6.

4.  Yishen Wang, Yan Luo As aplicações da angiografia por tomografia de coerência ótica na retinopatia diabética doi: 10.21037/aes.2017.06.08

5.  Stitt AW, Gardiner TA, Archer DB. Investigação histológica e ultra-estrutural do desenvolvimento de microaneurismas da retina em doentes diabéticos. Br J Ophthalmol 1995;79:362-7

6. Takase N, Nozaki M, Kato A, et al. ALARGAMENTO DA ZONA AVASCULAR FOVEAL EM OLHOS DIABÉTICOS AVALIADO POR ANGIOGRAFIA TOMOGRÁFICA DE COERÊNCIA ÓPTICA EN FACE. Retina 2015;35:2377-83.

## Factores sistémicos

A retinopatia diabética é uma manifestação da diabetes mellitus; na maior parte das vezes, a diabetes mellitus é acompanhada de hipertensão arterial e hiperlipidemia, o que permite ajustar os factores sistémicos para retardar o processo de retinopatia diabética e melhorar o resultado do tratamento.

Muitos ensaios clínicos estudaram a implicação da adaptação de factores sistémicos na progressão da retinopatia diabética; esta secção resume os resultados desses estudos.

### ESTUDO EPIDEMIOLÓGICO DE WISCONSIN SOBRE RETINOPATIA DIABÉTICA (WESDR)

A WESDR utiliza fotografias estereoscópicas do fundo do olho em sete campos padrão para determinar a progressão da retinopatia diabética e concluiu que 71% dos diabéticos com retinopatia diabética não proliferativa (RNDP), 23% com retinopatia diabética proliferativa (RDP) e 11% com edema macular diabético (EMD) (1) têm diabetes de tipo 1 e 47% RNDP, 6% RDP e 8% EMD têm diabetes de tipo 2,

A incidência global de retinopatia diabética foi de 40,3% (2), com uma maior prevalência de RDP nas mulheres com o tipo um, mas sem diferença entre os sexos no que respeita à progressão da retinopatia diabética aos 4, 10 ou 14 anos (3)

A progressão da retinopatia diabética aumenta com a idade no tipo um (4) e diminui no tipo dois que está a tomar insulina (5)

A prevalência de retinopatia diabética logo após o diagnóstico foi maior no tipo dois do que no tipo um, sendo o risco de retinopatia diabética de 74% após 10 anos e de 28% de RDP após 14 anos.

Sugeriram que não existe qualquer relação entre a insulina exógena e a progressão da retinopatia diabética em níveis séricos normais de péptido C (6)

O WESDR constatou que um aumento de 10 mmHg na pressão diastólica aumentava o risco de EMD em 330% em 4 anos na diabetes tipo 1 e em 210% na diabetes tipo 2 (7)

O WESDR verificou que o aumento dos lípidos séricos se associava a uma maior incidência de exsudados duros nos doentes de tipo 2 tratados com insulina, ao passo que esta associação não se verificava nos doentes de tipo 2 tratados com hipoglicemiantes orais, e a relação entre níveis mais elevados de HDL e regressão da retinopatia diabética é modesta (8)

No WESDR, o índice de massa corporal esteve inversamente relacionado com a progressão da retinopatia diabética em doentes de tipo 2 que não utilizam insulina, enquanto os idosos com peso a menos tiveram uma maior progressão da retinopatia diabética em comparação com doentes com índice de massa corporal normal (9)

A WESDR concluiu que os doentes com PDR têm um risco mais elevado de desenvolver um ataque de calor ou um acidente vascular cerebral (10)

## OS TRILHOS DE CONTROLO E COMPLICAÇÕES DA DIABETES (DCCT)

Questão de estudo: o controlo intensivo da glicemia retarda o desenvolvimento e a progressão da retinopatia diabética?

Participaram neste estudo 726 doentes com diabetes mellitus tipo 1 com 11-5 anos de duração e sem retinopatia diabética, 715 doentes com diabetes mellitus tipo 1 com 11-15 anos de duração e retinopatia diabética ligeira a moderada.

O DCCT avaliou o controlo intensivo da glicemia (múltiplas injecções diárias de insulina ou bomba de insulina) em comparação com o tratamento convencional (11).

O DCCT concluiu que o controlo intensivo reduziu o risco de desenvolvimento de retinopatia em 76% e retardou a progressão da retinopatia em 54%; o controlo intensivo também reduziu o risco de neuropatia clínica em 60% e a albuminúria em 54%.

Os resultados do DCCT apoiam a conclusão de que o agravamento precoce pode ser mais comum e mais ameaçador para a visão em doentes com retinopatia mais grave e/ou com um controlo glicémico muito fraco.

Por esta razão, os doentes com RDP avançada não-proliferativa ou ativa são monitorizados de perto antes e durante vários meses após o início do tratamento intensivo com insulina (12). No entanto, os doentes com um bom controlo glicémico e que não apresentavam quaisquer sinais de retinopatia diabética na linha de base não estão protegidos contra o desenvolvimento de retinopatia diabética no futuro, uma vez que um controlo rigoroso abranda a progressão e não a incidência (13).

## ESTUDO PROSPECTIVO DA DIABETES NO REINO UNIDO (UKPDS)

Questão do estudo: O controlo intensivo da glicemia, em doentes com diabetes tipo 2, reduzirá o risco de complicações microvasculares da diabetes, incluindo o risco de progressão da retinopatia?

Participaram neste estudo 4209 doentes com diabetes de tipo 2 recentemente diagnosticada e 1148 doentes hipertensos com diabetes de tipo 2 recentemente diagnosticada (14).

Os doentes foram aleatorizados para uma política convencional, começando com dieta (1138 doentes) ou para uma política intensiva, começando com uma sulfonilureia clorpropamida (788 doentes), glibenclamida (615 doentes) ou glipizida (170 doentes) - ou com insulina (1156 doentes).

Se tiverem excesso de peso e pertencerem ao grupo intensivo, os doentes tratados com metformina (342 doentes) aumentaram a taxa de mortalidade global quando adicionados à sulfonilureia.

Doentes aleatorizados para um controlo rigoroso da pressão arterial (400 com inibidor da enzima de conversão da angiotensina IACE) e 398 com beta-bloqueadores ou para um controlo menos rigoroso (390 doentes).

O UKPDS concluiu que o controlo intensivo da glicemia retardou a progressão da retinopatia e reduziu o risco de outras complicações microvasculares da diabetes, não tendo as sulfonilureias aumentado o risco de doença cardiovascular.

O UKPDS constatou também que o controlo intensivo da pressão arterial abrandou a progressão da retinopatia e reduziu em 13% o risco de outras complicações microvasculares e macrovasculares da diabetes.

Não foi encontrada nenhuma diferença clínica ou estatisticamente significativa na comparação da redução da pressão arterial com inibidores da ECA versus beta-bloqueadores.

**GRUPO DE ESTUDO SOBRE A ACÇÃO DE CONTROLO DO RISCO CARDIOVASCULAR NA DIABETES (ACCORD)**

Neste estudo aleatório, 10.251 pacientes (idade média de 62,2 anos) com um nível médio de hemoglobina glicada de 8,1% foram designados para receber terapia intensiva (visando um nível de hemoglobina glicada abaixo de 6,0%) ou terapia padrão (visando um nível de 7,0 a 7,9%) (15).

O ACOORD concluiu que, em comparação com a terapia padrão, a utilização de terapia intensiva para atingir níveis normais de hemoglobina glicada durante 3,5 anos aumentou a mortalidade e não reduziu significativamente os principais eventos cardiovasculares, pelo que o estudo foi interrompido prematuramente.

Estes resultados identificam um dano anteriormente não reconhecido da redução intensiva da glucose em doentes de alto risco com diabetes tipo 2.

No entanto, o risco de retinopatia diabética foi reduzido em 33% na terapia intensiva em comparação com a terapia padrão

Os resultados do ACCORD sugerem que a redução da pressão arterial sistólica para menos de 120 reduziria a progressão da retinopatia diabética em 10%

O ACCORD constatou que a progressão da retinopatia diabética aos 4 anos foi de 6,5% quando se utilizou fenofibrato para reduzir o LDL e os triglicéridos com um bom controlo glicémico e aumentar o HDL e de 10,2% com placebo. (16)

## CONCLUSÕES

Atrasar e retardar a progressão da retinopatia diabética, com o controlo da glicemia, da pressão arterial e da hiperlipidemia, melhora a qualidade de vida, em cooperação com o internista.

O ajuste dos factores sistémicos é considerado a principal linha terapêutica quando se planeia tratar um doente com retinopatia diabética, uma vez que o controlo da glicemia e da pressão arterial tem grande influência no resultado do tratamento.

No entanto, os internistas que prestam cuidados a diabéticos devem educar os doentes para a importância do exame ocular dilatado para os doentes após 5 anos do diagnóstico de diabetes tipo 1 e imediatamente após o diagnóstico de diabetes tipo 2, independentemente do estado visual.

## REFERÊNCIAS

1. Klein R, Klein BE, Moss SE, Davis MD, DeMets DL. O Estudo Epidemiológico de Wisconsin sobre Retinopatia Diabética. III. Prevalência e risco de retinopatia diabética quando a idade ao diagnóstico é de 30 anos ou mais. Arch Ophthalmol 1984;102(4):527-32.

2. Klein R, Klein BE, Moss SE, Davis MD, DeMets DL. O Estudo Epidemiológico de Wisconsin sobre Retinopatia Diabética. IX. Incidência de quatro anos e progressão da retinopatia diabética quando a idade ao diagnóstico é inferior a 30 anos. Arch Ophthalmol 1989; 107(2):237-43.

3. Klein R, Klein BE, Moss SE, Cruickshanks KJ. O Estudo Epidemiológico de Wisconsin sobre a Retinopatia Diabética. XVII. A incidência de 14 anos e a progressão da retinopatia diabética e factores de risco associados na diabetes tipo 1.

Ophthalmology 1998;105(10): 1801-15

4. Klein R, Klein BE, Moss SE, Davis MD, DeMets DL. O Estudo Epidemiológico de Wisconsin sobre Retinopatia Diabética. II. Prevalência e risco de retinopatia diabética quando a idade de diagnóstico é inferior a 30 anos. Arch Ophthalmol 1984;102(4):520-6.

5. Klein R, Klein BE, Moss SE, Davis MD, DeMets DL. The Wisconsin Epidemiologic Study of Diabetic Retinopathy (Estudo Epidemiológico de Wisconsin sobre Retinopatia Diabética). X. Incidência de quatro anos e progressão da retinopatia diabética quando a idade ao diagnóstico é de 30 anos ou mais. Arch Ophthalmol 1989;107(2): 244-9.

6. Klein R, Klein BE, Moss SE. O Estudo Epidemiológico de Wisconsin sobre a Retinopatia Diabética. XVI. A relação do peptídeo C com a incidência e progressão da retinopatia diabética. Diabetes 1995;44(7):796-801.

7. Klein R, Klein BE, Moss SE, Cruickshanks KJ. O Estudo Epidemiológico de Wisconsin sobre a Retinopatia Diabética. XV. A incidência a longo prazo de edema macular. Ophthalmology 1995;102(1): 7-16.

8. Klein BE, Moss SE, Klein R, Surawicz TS. O Estudo Epidemiológico de Wisconsin sobre Retinopatia Diabética. XIII. Relação do colesterol sérico com a retinopatia e o exsudado duro. Ophthalmology 1991;98(8):1261-5.

9. Klein R, Klein BE, Moss SE. A obesidade está relacionada com complicações microvasculares e macrovasculares na diabetes? The Wisconsin Epidemiologic Study of Diabetic Retinopathy (Estudo Epidemiológico de Wisconsin sobre Retinopatia Diabética). Arch Intern Med 1997;157(6):650-6.

10. Klein R, Klein BE, Moss SE. Epidemiologia da retinopatia diabética proliferativa. Diabetes Care 1992;15(12):1875-91.

11. Grupo de Investigação do Ensaio de Controlo e Complicações da Diabetes. The absence of a glycemic threshold for the development of longterm complications: the perspective of the Diabetes Control and Complications Trial. Diabetes 1996;45(10):1289-98.

12. Grupo de Estudo Colaborativo Kroc. Retinopatia diabética após dois anos de tratamento intensificado com insulina. Acompanhamento do Kroc Collaborative Study. JAMA 1988;260(1):37-41.

13. Klein BE, Klein R. Mais informações sobre os limites do sucesso do controlo

glicémico na diabetes tipo 1. Diabetes 2015;64(2):341-3.

14. Grupo do Estudo Prospetivo da Diabetes do Reino Unido (UKPDS). Controlo intensivo da glicose no sangue com sulfonilureias ou insulina em comparação com o tratamento convencional e risco de complicações em doentes com diabetes tipo 2 (UKPDS 33). Lancet 1998;352(9131):837-5

15. Chew EY, Davis MD, Danis RP, et al. Os efeitos da gestão médica na progressão da retinopatia diabética em pessoas com diabetes tipo 2: o Action to Control Cardiovascular Risk in Diabetes (ACCORD) Eye Study. Ophthalmology 2014;121(12):2443-51.

16. Massin P, Peto T, Ansquer JC, et al. Investigadores do estudo MacuFEN FT. Efeitos do ácido fenofíbrico no edema macular diabético: o estudo MacuFen. Ophthalmic Epidemiol 2014;21(5):307-17.

# Terapia laser para retinopatia diabética e edema macular diabético

Durante décadas, a fotocoagulação a laser foi a terapia de primeira linha para a retinopatia diabética (RD) e o edema macular diabético (EMD).

Nos últimos anos, as injecções intravítreas de anti-VEGF tornaram-se populares como tratamentos para a doença ocular diabética, tendo a sua segurança e eficácia sido demonstradas em ensaios clínicos.

As injecções de anti-VEGF demonstraram superioridade em relação ao laser para várias indicações na doença ocular diabética, são fáceis de administrar e proporcionam uma melhoria rápida da visão.

Tudo isto fez com que muitos oftalmologistas preferissem as injecções anti-VEGF ao laser e, consequentemente, o laser tornou-se uma terapia de segunda linha para estas indicações.

No entanto, os agentes anti-VEGF estão longe de ser perfeitos; são de ação curta, dispendiosos e acarretam o risco de endoftalmite e acidente vascular cerebral, que não são preocupações com a fotocoagulação laser da retina.

Além disso, o ensaio clínico Protocolo T da Diabetic Retinopathy Clinical Research Network (DRCR.net) revelou que 50% dos doentes com EMD necessitaram de tratamento laser adicional após 24 semanas de tratamento anti-VEGF.(1)

Além disso, o ensaio DRCR.net Protocol S concluiu que o ranibizumab intravítreo (Lucentis, Genentech) não era inferior à fotocoagulação laser pan-retiniana (PRP) em termos de acuidade visual em olhos com retinopatia diabética proliferativa (PDR) na ausência de EMD.(2)

Por conseguinte, é evidente que o laser pode continuar a desempenhar um papel importante no tratamento da doença ocular diabética.

## LASER E RETINOPATIA DIABÉTICA

A fotocoagulação a laser continua a ser a terapia de primeira linha no tratamento da RDP, tal como descrito no ETDRS há mais de 25 anos. (3) No entanto, o cumprimento de determinadas diretrizes pode abrir caminho a melhores resultados.

### Quando é que o laser deve ser aplicado na RDP?

PRP utilizado na retinopatia diabética não proliferativa (RDNP) muito grave nas seguintes situações:

J Quando o olho contralateral do doente teve um mau resultado devido à PDR sem
RP ou foi tratado com PRP apenas depois de a doença ter avançado para PDR.

᠎ doentes para os quais o acompanhamento pode ser difícil, especialmente
mu᠎ ᠎ grávidas e doentes com mau controlo glicémico ou com cataratas.

Nos d᠎ ᠎ com RDP mas sem EMD central, o PRP é o tratamento de base; contudo,
nos doer᠎ ᠎m RDP e EMD não central, o laser focal é utilizado para além do PRP
(Figura 1).

Se a PDR estiv᠎ ᠎ociada a DME com envolvimento central, recomenda-se a terapia
anti-VEGF intraví᠎ ᠎é que a neovascularização e o DME estejam resolvidos.

Posteriormente, o P᠎ ᠎plicado em caso de mau controlo glicémico, má adesão
e/ou perspetiva de acon᠎ ᠎amento difícil.

Nos olhos com hemorragia ᠎ como complicação da PDR, o laser pode ajudar a
prevenir uma nova hemorragi᠎ ᠎a, travando a proliferação de tecido fibrovascular
e a progressão do descolamento ᠎onal da retina (TRD).

Por conseguinte, a aplicação de la᠎ ᠎utilizada como tratamento principal para a
hemorragia vítrea, em vez da terapia a᠎ ᠎GF intravítrea.

O Protocolo N do DRCR.net mostrou que, ᠎hos com RDP, não houve vantagem
clinicamente significativa do ranibizumab em ᠎ ᠎ à solução salina na necessidade
de vitrectomia às 16 semanas; as taxas de vit᠎ ᠎ia foram baixas em ambos os
grupos.(4)

A terapêutica anti-VEGF pode levar a uma regressã᠎ ᠎da da neovascularização
durante um curto período de tempo, embora a re᠎ ᠎ncia seja comum. O
medicamento anti-VEGF pode ser utilizado na ausência ᠎ ᠎RD para acelerar a
eliminação da hemorragia vítrea, de modo a que o laser possa ᠎plicado.

A vitrectomia pars plana com endolaser é indicada em olhos con᠎ ᠎orragia vítrea
não clareadora ou na presença de TRD com risco de visão.

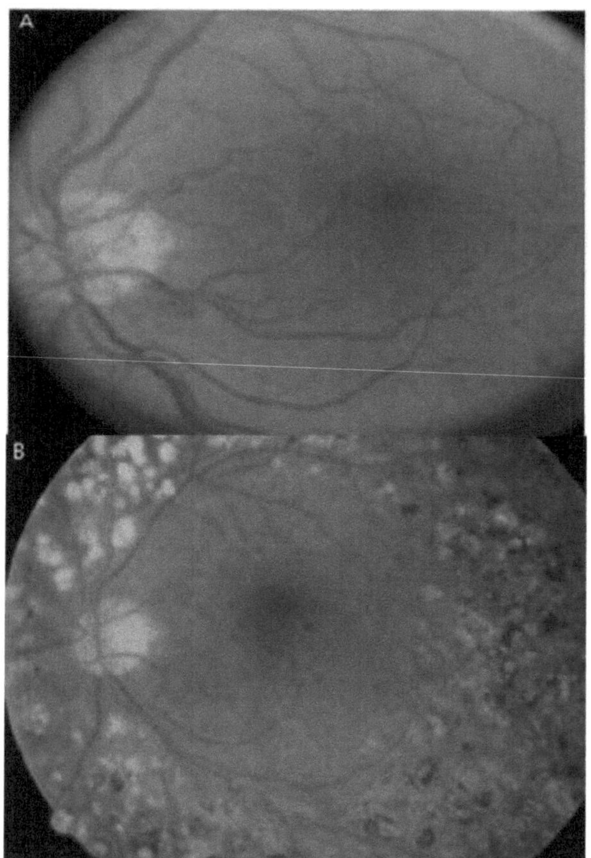

Figura 1. Uma mulher de 54 anos apresentou uma PDR ativa com edema macular clinicamente significativo não centrado e BCVA 20/63 (A). Um ano após o PRP e o laser focal, verificou-se uma regressão acentuada da neovascularização e uma resolução do edema macular com uma melhoria do BCVA até 20/32, não se justificando qualquer outra intervenção (B); *o laser utilizado neste caso foi o LIGHTlas 532nm fabricado pela LIGHTMED.*

**Qual a melhor forma de aplicar o laser na PDR?**

É importante estar muito familiarizado com a máquina de laser e as lentes que vai utilizar antes de aplicar o tratamento a laser na RDP.

Existem quatro tipos principais de comprimentos de onda de laser nos lasers oftálmicos disponíveis no mercado: 577, 532, 670 e 810 nm.

Existe também uma vasta gama de lentes de campo amplo disponíveis, e há dois métodos de aplicação - utilizando a biomicroscopia com lâmpada de fenda ou a oftalmoscopia indireta.

Os lasers amarelo (577 nm) e verde (532 nm) são os comprimentos de onda mais populares para a aplicação de PRP, uma vez que são mais confortáveis tanto para o doente como para o médico. Com estes comprimentos de onda, o PRP deve ser aplicado com a menor potência necessária para induzir queimaduras na retina e com uma grande janela de tratamento.

Em contrapartida, o laser de infravermelhos (810 nm), que pode ser doloroso para o doente, requer uma energia mais elevada com uma janela de tratamento mais pequena.

A aplicação do laser através da oftalmoscopia indireta tem a vantagem de poder utilizar a indentação escleral para tratar até à ora serrata. Por outro lado, a biomicroscopia com lâmpada de fenda é fácil de utilizar e existem muitas lentes de campo amplo utilizadas para a aplicação do laser. O médico deve ter cuidado com a ampliação e o tamanho do ponto de laser; as queimaduras de laser na retina devem ter cerca de 500µm de tamanho.

Normalmente, o PRP requer 1.200 a 1.600 queimaduras com lasers de ponto único ou 1.800 a 2.400 queimaduras com lasers multipontos, aplicados numa ou mais sessões, devendo o tratamento ser aplicado generosamente na retina temporal.

A melhor forma de aplicar o PRP sem causar edema macular é dividi-lo em duas ou mais sessões.

Nos casos de PDR ativa, o autor faz normalmente PRP em duas sessões com duas semanas de intervalo, mas nos olhos que foram previamente tratados com PRP, podem ser colocadas queimaduras laser adicionais em áreas não tratadas ou entre queimaduras existentes utilizando LIGHTlas 532nm fabricado pela LIGHTMED.

## LASER E EDEMA MACULAR DIABÉTICO

O laser tornou-se uma terapêutica de segunda linha para o EMD com envolvimento central, substituindo as injecções intravítreas de anti-VEGF e de agentes esteróides.

O laser continua a ter um papel no tratamento do EMD, mas deve ser sempre combinado com um bom controlo glicémico (HbA1C de 7% ou menos).

O laser necessita de 2 a 3 meses para fazer efeito, e o seu efeito pode durar até 18 semanas.

**Quando é que o laser deve ser aplicado em DME?**

O tratamento com laser é considerado como terapia de primeira linha para o EMD nas seguintes situações:

J Para edema macular clinicamente significativo (EMCS) sem envolvimento de centro(5)

J Para o EMD central em doentes com boa visão na linha de base (20/25 ou melhor), bom controlo glicémico (HbA1C 7% ou menos) e espessura central da retina igual ou inferior a 350µm, utilizando apenas o modo sp (fotocoagulação sub-limiar), que é um laser de diodo sub-limiar micropulsado (SDM) fornecido na máquina laser LIGHMED.

J Para pacientes com acidente vascular cerebral ou ataque cardíaco recente (< 4 meses) ou com risco cardiovascular elevado.

J Quando as injecções intravítreas são contra-indicadas.

J Para os doentes que recusam injecções intravítreas (Figura 2).

Tratamento com laser considerado como terapia de segunda linha ou adjuvante de injecções intravítreas de anti-VEGF ou esteróides nas seguintes situações:

•	Para o EMD que não responde totalmente com base na tomografia de coerência ótica (OCT) após quatro a seis injecções de um agente anti-VEGF intravítreo ou duas a três injecções de esteróides intravítreos.

•	Como terapia adjuvante aos agentes anti-VEGF ou esteróides intravítreos sempre que a espessura da retina for inferior a 400µm, para reduzir o número de injecções intravítreas e atrasar o intervalo de recorrência do EMD.

**Qual a melhor forma de aplicar o laser no DME?**

Tal como na RDP, é muito importante conhecer o aparelho de laser; os lasers que funcionam com um comprimento de onda de 577 nm podem atingir com segurança microaneurismas com fugas em olhos com edema espesso.

Se for utilizado um laser de 532 nm, a espessura da retina deve ser reduzida para 400 µm ou menos antes do tratamento.

Um sistema de laser navegado de ponto único ou um laser de varrimento de padrões podem ser úteis na realização do tratamento a laser para o EMD.

Quando se planeia o tratamento com laser para o EMD, recomenda-se a utilização de mapas OCT ou de angiografia fluoresceínica como guia para garantir a colocação exacta do laser.

Em geral, existem dois tipos de ondas laser: onda contínua (CW) e laser micropulsado por díodo sublimiar (SDM), que neste texto se designa por modo-sp (Figura 3).

O primeiro aumenta a temperatura do tecido da retina, induzindo queimaduras térmicas, enquanto o segundo corta a onda laser em ciclos de ligar e desligar, dando tempo aos tecidos para arrefecerem e evitando assim danos nos tecidos.

Em vez disso, o laser SDM provoca foto-estimulação, tendo os estudos demonstrado que o laser SDM é mais eficaz do que o laser CW na redução da espessura da retina e na melhoria do EMD,(6) uma vez que o laser SDM não causa danos coriorretinianos e, por conseguinte, conduz a melhores resultados anatómicos(7) e aumenta a sensibilidade da retina.

Quando se utiliza um laser CW, as queimaduras são aplicadas em microaneurismas com fugas, causando um branqueamento suave por baixo dos mesmos ou numa grelha modificada de queimaduras suaves espaçadas por duas larguras de queimadura nas áreas de edema. A zona avascular foveal deve ser poupada por uma margem de pelo menos 500µm.

O laser de modo SP deve ser aplicado utilizando um protocolo de baixa intensidade mas de alta densidade - ou seja, muitas aplicações de laser (500 disparos ou mais) cobrindo a área do edema num movimento de pintura, mas utilizando apenas um ciclo de funcionamento de 5% (ou seja, 100 m-sec de potência ON).

A potência utilizada no tratamento com laser em modo SP é configurada por titulação, ou seja, o laser é aplicado com um ciclo de funcionamento de 5% na área periférica não edematosa e aumentado até se observar uma reação tecidular limiar.

Metade da potência utilizada para a aplicação do laser e, quando se aproxima da FAZ, apenas 1/3 da potência utilizada quando a duração é de 0,2 s e o tamanho do ponto é de 125 m.

Por exemplo, se o limiar tecidular for de 600 mw, utilizam-se 300 mw no tratamento e, quando se aproxima da FAZ, utilizam-se apenas 200 mw.

Quando esta modalidade é utilizada, não se observa qualquer reação tecidular visível no momento do tratamento, que necessita de 2 a 3 meses para fazer efeito. Considera-se o retratamento em caso de insucesso do tratamento.

A

B

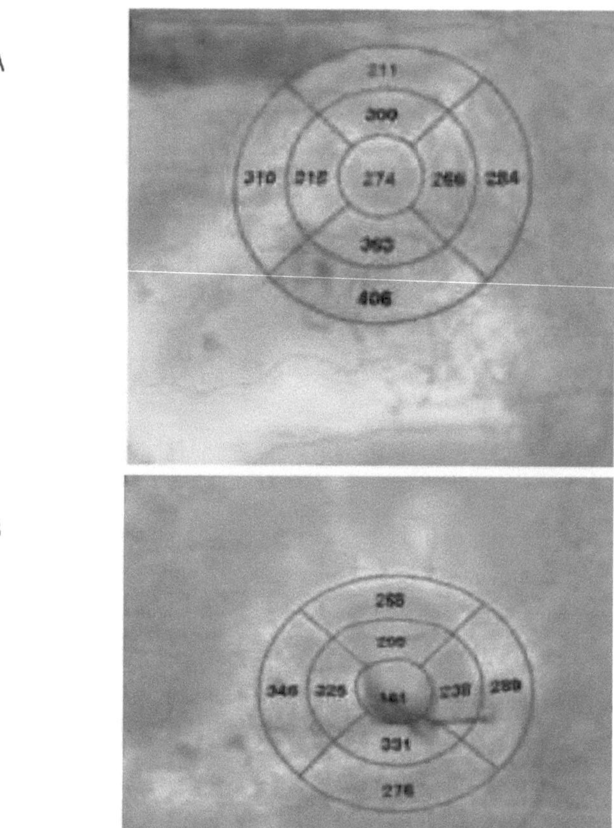

Figura 2: Doente com EMD que recusou o tratamento com injeção intravítrea de AntiVEGF e optou pelo tratamento com laser (A) O mesmo doente, no espaço de 2 meses, apresenta uma melhoria do edema após o tratamento com o modo sp; *o laser utilizado neste caso é o LIGHTlas 532nm fabricado pela LIGHTMED, utilizando o modo sp com um ciclo de funcionamento de 5%*

## CONCLUSÕES

O laser continua a ser o tratamento de eleição em doentes com PDR e CSME sem envolvimento do centro.

No EMD central, o laser é utilizado como tratamento adjuvante para reduzir a necessidade de injecções intravítreas e para atrasar a necessidade de retratamento.

A utilização do laser em modo SP pode ser mais segura e mais eficaz do que o laser CW convencional, com melhores resultados visuais.

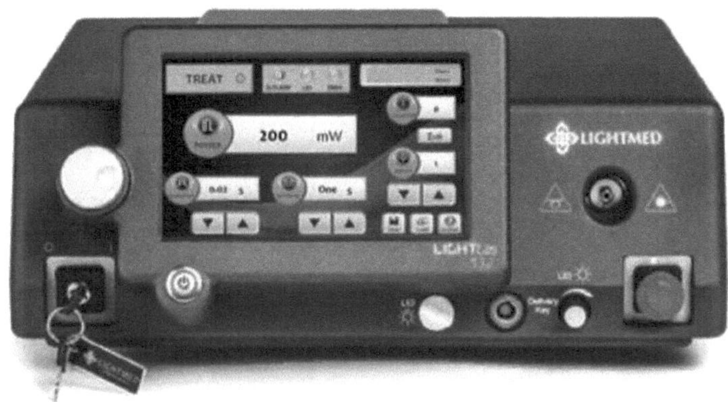

Figura 3. Máquina de laser LIGHTlas 532 fabricada pela LIGHTMED, utilizada pelo autor para tratar várias doenças da retina. O LIGHTlas 532 oferece o modo sp, que é uma tecnologia poupadora de tecido que ajuda a tratar o edema macular sem causar cicatrizes.

## AGRADECIMENTOS

Esta secção é uma versão reproduzida e actualizada do artigo original publicado pelo autor na revista *Retina Today, edição de MAIO/JUNHO de 2017, página(s): 38-40, 42*

## REFERÊNCIAS

1. Wells JA, Glassman AR, Ayala AR, et al; Rede de Investigação Clínica da Retinopatia Diabética. Aflibercept, bevacizumab, or ranibizumab for diabetic macular edema: two-year results from a comparative effectiveness randomized clinical trial. Ophthalmology. 2016;123:1351-1359.

2. Gross JG. Estudo DRCR.net Prompt PRP vs ranibizumab+deferred PRP for PDR (Protocolo S). Trabalho apresentado em: Encontro Anual da Academia Americana de Oftalmologia; 13 de novembro de 2015; Las Vegas.

3. [sem lista de autores]. Fotocoagulação precoce da retinopatia diabética. Relatório

ETDRS número 9. Grupo de Investigação do Estudo da Retinopatia Diabética de Tratamento Precoce. Ophthalmology. 1991;98(5 Suppl):766-785.

4. Bhavsar AR, Torres K, Beck RW, et al. Ensaio clínico aleatório que avaliou o ranibizumab intravítreo ou a solução salina para a hemorragia vítrea da retinopatia diabética proliferativa. JAMA Ophthalmol. 2013;131(3):283-293.

5. Scott IU, Danis RP, Bressler SB, et al; Rede de Investigação Clínica da Retinopatia Diabética. Efeito da fotocoagulação focal/grid na acuidade visual e no espessamento da retina em olhos com edema macular diabético não-centrado. Retina. 2009;29:613-617.

6. Fazel F, Bagheri M, Golabchi K, Jahanbani Ardakani H. Comparação da terapia de micropulsos com laser de díodo sublimiar versus terapia de fotocoagulação convencional com laser como tratamento primário do edema macular diabético. J Curr Ophthalmol. 2016;28(4):206-211.

7. Luttrull JK, Musch DC, Mainster MA. Fotocoagulação por micropulso de díodo sublimiar para o tratamento de edema macular diabético clinicamente significativo. Br J Ophthalmol. 2005;89:74-80

## Esteróides

Desde meados dos anos 90, os esteróides intravítreos, como a triancinolona, são utilizados, sem indicação, para tratar o edema macular diabético (EMD), sendo a fotocoagulação por laser o tratamento padrão.

Depois de 2005, o anti-VEGF tornou-se o tratamento de eleição, uma vez que os estudos demonstraram a sua eficácia. Desde então, vivemos na era do anti-VEGF, mas os estudos clínicos e a prática demonstraram que alguns doentes respondem parcialmente ou não respondem ao tratamento anti-VEGF.

Alguns casos de EMD têm um papel limitado do VEGF e um papel mais inflamatório na patogénese; e a presença de novos implantes de esteróides de libertação lenta fez repensar o tratamento do EMD em alguns casos.

## PAPEL DO PROCESSO INFLAMATÓRIO NA PATOGÉNESE DA DME

Quando o EMD é crónico, o principal fator patológico é a inflamação, que leva a fugas difusas e a danos no tecido neural, incluindo a perda de fotorreceptores.

Os mediadores inflamatórios como o $TNF\text{-}\alpha$, IL-1b, IL-6, IL-8, IP-10 e MCP-1(1) foram mais regulados do que o VEGF.

A inflamação na diabetes não se resolve por si só e o stress tecidular é exacerbado, o que leva a mais lesões tecidulares e à acumulação de microglia sub-rectiniana, que é um fator importante para a leucostase, aumentando o efeito citotóxico e induzindo mais fugas(2).

É por isso que o tratamento destes casos com agentes de bloqueio do VEGF pode não conduzir a uma melhoria do EMD e os esteróides podem ter um papel mais importante.

## ACETONIDO DE TRIAMCINOLONA

O acetonido de triancinolona intravítreo (IVTA) tem uma semi-vida de 18,6 dias e pode persistir em níveis suficientes para exercer um efeito clínico até 4 meses, mas com potenciais complicações como o glaucoma e a formação de cataratas.

A IVTA foi estudada em muitos ensaios clínicos. A Diabetic Retinopathy Clinical Research Center Network (DRCR.net) investigou a utilização da IVTA em vários ensaios clínicos, tais como a comparação de doses de 1,0 mg e 4,0 mg de acetonido de triancinolona intravítrea com fotocoagulação focal ou em grelha.

Concluíram que houve uma melhoria visual a curto prazo no braço de 4,0 mg, mas nos resultados a longo prazo a IVTA não pareceu ser benéfica quando comparada com o tratamento laser focal.(3)

O Protocolo I do DRCR.net investigou o Ranibizumab mais Laser imediato ou diferido ou Triamcinolone mais Laser imediato para o Edema Macular Diabético.

Concluíram que a AIVD + laser imediato (a longo prazo) em olhos pseudofácicos é mais eficaz do que o laser isolado, mas aumenta frequentemente o risco de elevação da pressão intraocular; no entanto, o ranibizumab com laser imediato ou diferido é mais eficaz(4).

O estudo TADMO demonstrou que a IVTA pode ser eficaz na resolução do edema macular nos casos considerados "refractários" no DRCR.net que não respondem à terapia laser, persistindo o efeito benéfico da IVTA até 2 anos.(5)

**A utilização racional da IVTA**

Para além do preço barato e da durabilidade de 4 meses do acetonido de triancinolona, os estudos clínicos demonstraram que a AIVD pode ser eficaz em doentes pseudofácicos quando combinada com laser focal e em casos de edema refratário, mas tem um efeito a curto prazo com potenciais complicações como o glaucoma e a formação de cataratas (Tabela 1). Na prática real, a AIVD com laser focal imediato é utilizada na ausência de disponibilidade de anti-VEGF em doentes pseudofácicos sem antecedentes de glaucoma. A AIVD é considerada em casos de edema refratário, que não respondeu a todos os outros tratamentos disponíveis (Tabela 1).

Tabela 1: Uma tabela para comparar os prós e contras de cada agente corticosteroide

| Agente | PRÓS | CONS |
| --- | --- | --- |
| Dexametasona implante intravítreo | Tem um perfil mais seguro uma vez que tem um aumento mais previsível da PIO com boa eficácia | Formação de cataratas, e, por vezes, são necessárias injecções repetidas para obter uma mácula seca |
| Fluocinolona acetonido | Durabilidade alargada até 36 meses | Formação de cataratas, Expansivo e mais propenso a aumentar a PIO, que pode |

| implante intravítreo | | necessitar de cirurgia incisional para controlar o glaucoma, para além do efeito reduzido devido à dose baixa |
| Acetonido de triamcinolona intravítreo | Barato e disponível | Formação de cataratas, aumento não previsível da PIO, moscas volantes e pode perder o efeito em injecções repetidas |

Tabela 1: Uma tabela para comparar os prós e os contras de cada agente esteroide.

## DEXAMETASONA

O implante intravítreo de dexametasona 700-µg é um polímero biodegradável, de libertação prolongada, que exerce um efeito clínico até 4 meses com um risco mais previsível de aumento da pressão intraocular quando comparado com o IVTA.

O implante intravítreo de dexametasona 700-µg, primeiro obteve a aprovação da FDA para tratar o edema macular devido à oclusão da veia retiniana, depois obteve a aprovação da FDA para uveíte não infecciosa e, por último, no ano de 2014, obteve a aprovação da FDA para o tratamento de DME.

Vários ensaios clínicos investigaram a segurança e a eficácia do Ozurdex intravítreo (implante intravítreo de dexametasona 700-µg) no tratamento do EMD.

Ensaios clínicos como o MEAD recrutaram doentes com EMD central e BCVA entre 20/50 e 20/200; a aleatorização foi de 1:1:1, implante de dexametasona 0,7 mg, implante de dexametasona 0,35 mg ou sham, e seguiram os doentes durante três anos com retratamento não superior a 6 meses

O MEAD concluiu que as patentes que ganharam 15 letras ETDRS ou mais em relação à linha de base e a redução da espessura central da retina foi maior no braço do implante de dexametasona 0,7 mg.(6)

O estudo BEVORDEX relatou os resultados de 12 meses de um ensaio clínico aleatório que comparou o implante de dexametasona com o bevacizumab e concluiu que ambos os braços tiveram um ganho de 10 letras comparável, mas houve uma perda visual substancial no braço Ozurdex devido à formação de cataratas, enquanto o Bevacizumab exigiu injecções mais frequentes.(7)

O estudo CHAMPLAIN estudou 55 doentes com história de vitrectomia pars plana e EMD resistente e concluiu que um único implante de 0,7 mg de dexametasona pode melhorar a visão e reduzir a fuga até 26 semanas, com uma melhoria da BCVA de mais de 10 letras em 30% dos doentes nas primeiras 8 semanas.(8)

Outro estudo avaliou a eficácia do Ozurdex em mulheres grávidas com EMD e concluiu que o implante de 0,7 mg de dexametasona melhora a visão e reduz a espessura foveal sem aumento significativo da pressão intraocular. (9)

O protocolo DRCR.net U está atualmente a recrutar participantes para estudar os efeitos a curto prazo da terapia combinada de implante intravítreo de dexametasona + Ranibizumab na acuidade visual e na espessura da retina, em comparação com a terapia continuada com Ranibizumab isolado em olhos com EMD persistente de envolvimento central e comprometimento da acuidade visual apesar do tratamento anti-VEGF anterior.(10)

**A utilização racional do implante intravítreo de dexametasona.**

Uma vez que o implante intravítreo de dexametasona tem o perfil mais seguro, em contraste com outros esteróides intravítreos, e tem uma durabilidade de 4 meses, pode ser a nossa primeira escolha para tratar o componente inflamatório do EMD em doentes sem história de glaucoma.

Na prática real, o implante intravítreo de dexametasona pode ser utilizado em doentes sem história de glaucoma e com EMD que não respondem a várias (seis injecções) de tratamento anti-VEGF, uma vez que esses edemas são considerados refractários e crónicos, em que o processo inflamatório é o principal fator e não o VEGF.

Implante intravítreo de dexametasona utilizado para diminuir a frequência das injecções intravítreas para reduzir os custos, por outras palavras, um Anti VEGF administrado na linha de base e, em seguida, um implante intravítreo de dexametasona inserido para manter a secura da mácula até 4 meses para reduzir os custos de mais quatro injecções intravítreas.

O implante intravítreo de dexametasona pode ser considerado para tratar o EMD em doentes que planeiam uma cirurgia às cataratas, pelo que o implante é colocado antes da cirurgia às cataratas e, por conseguinte, o implante liberta lentamente a dexametasona, que secará a mácula juntamente com o seu efeito anti-inflamatório após a cirurgia às cataratas, o que virtualmente deve proteger contra a inflamação.

O implante intravítreo de dexametasona é uma óptima opção para tratar o EMD em doentes com história de vitrectomia pars plana, uma vez que a semi-vida de outros fármacos é reduzida devido à ausência de vítreo e o estudo CHAMPLAIN demonstrou a sua eficácia.

Quando uma mulher grávida entre as semanas de gestação 9 e 23 tem DME central moderado a grave, o implante intravítreo de dexametasona é uma excelente opção de tratamento, uma vez que a sua durabilidade de 4 meses com uma exposição sistémica mínima pode poupar a doente às cicatrizes retinianas induzidas pelo laser focal ou pelo tratamento com Anti VEGF, que tem um perfil de segurança desconhecido na mulher grávida.

## ACETONIDO DE FLUOCINOLONA

Em contraste com o implante de dexametasona, o implante de acetonido de fluocinolona não é biodegradável e tem 36 meses de libertação prolongada com maior risco de catarata e glaucoma, tendo obtido a aprovação da FDA para o tratamento do EMD no ano de 2014 para o implante de 0,19 mg.

O estudo FAME comparou (11) duas doses (0,5 e 0,2) de um implante intravítreo de acetonido de fluocinolona e injecções simuladas em doentes com EMD persistente apesar de tratamento prévio com laser macular.

O estudo FAME concluiu que a percentagem de doentes com melhoria de $\geq 15$ letras em relação à linha de base é de 31,9% (0,5µgZd), 33,0% (0,2µgZd) e 21,4% (sham).

A FAME comunicou que os doentes diabéticos tratados com o implante de acetonido de fluocinolona abrandaram a progressão da retinopatia, uma vez que, após 36 meses, 31% dos doentes tratados com o braço simulado apresentaram progressão da retinopatia diabética, enquanto apenas 17% apresentaram progressão no braço do acetonido de fluocinolona (12).

**A utilização racional do implante intravítreo de acetonido de fluocinolona**.

A durabilidade prolongada do acetonido de fluocinolona até 36 meses, com maior risco de aumento imprevisível da pressão intraocular, maior taxa de formação de cataratas e preço elevado, fazem com que a utilização deste implante intravítreo seja feita apenas em casos selecionados.

Os doentes pseudofácicos com EMD crónico recorrente, sem antecedentes de glaucoma e tratados com implante intravítreo de dexametasona durante vários anos, sem sinais de aumento da pressão intraocular, são bons candidatos ao implante intravítreo de acetonido de fluocinolona

Não esquecer que o implante de acetonido de fluocinolona está numa dose baixa, o que pode necessitar de tratamento adicional com Anti VEGF ou laser focal para controlar o edema em alguns casos.

## COMPLICAÇÕES

### Catarata

No tratamento com triamcinolona intravítrea, a probabilidade de formação de cataratas é de 50 a 80% quando se utiliza 4 mg, enquanto uma dose mais baixa de triamcinolona pode reduzir a taxa de formação de cataratas,(13) praticamente todos os doentes tratados com implante intravítreo de acetonido de fluocinolona desenvolveram cataratas (14) e 67% dos doentes tratados com implante intravítreo de dexametasona.(15)

### Aumento da pressão intraocular

No tratamento com triamcinolona intravítrea, existe um risco de aumento da pressão intraocular de 33%-68% quando se utilizam 4 mg, enquanto uma dose mais baixa de triamcinolona pode reduzir a taxa de aumento da pressão intraocular (16), enquanto apenas 34% dos doentes tratados com o implante intravítreo de dexametasona necessitaram de cirurgia incisional para o glaucoma.

Na prática clínica real, os antecedentes familiares de glaucoma e os doentes que apresentam glaucoma de ângulo aberto podem estar em risco de aumento da pressão ocular após a administração de corticosteróides. (17)

## CONCLUSÕES

O edema macular diabético pode persistir ao tratamento com anti-VeGF e laser em até 40% dos casos e, por conseguinte, talvez se deva a um papel inflamatório mais proeminente do que o do VEGF na patogénese.

Quando abordamos o mecanismo inflamatório na nossa gestão, utilizamos normalmente agentes corticosteróides intravítreos, e temos de pesar as vantagens e desvantagens de cada agente quando adaptamos o tratamento aos nossos doentes

Em resumo, a dexametasona pode ter o perfil mais seguro e melhor eficácia em doentes pseudofácicos sem história de glaucoma

Se forem necessárias várias injecções sem sinais de aumento da pressão intraocular, então é injetado um implante intravítreo de acetonido de fluocinolona, devido à sua durabilidade prolongada até 36 meses.

Acetonido de triancinolona intravítreo preservado para casos refractários na ausência de outros agentes anteriores e sem história de glaucoma.

## AGRADECIMENTOS

Esta secção é uma versão actualizada e reproduzida do artigo original publicado pelo autor *Marashi A. Using steroids in diabetic macular edema: Um guia para a aplicação de esteróides na prática clínica. Ata Med Int 2016;3:171-4*

## REFERÊNCIAS

*1.Jonas JB, Jonas RA, Neumaier M, Findeisen P. Cytokine concentration in aqueous humor of eyes with diabetic macular edema. Retina.*

*2012;32:21502157. Voltar ao texto citado n.º 1*

*2.Simó R, Hernàndez C; Consórcio Europeu para o Tratamento Precoce da Retinopatia Diabética (EUROCONDOR). Neurodegeneration in the diabetic eye: new insights and therapeutic perspectives. Trends Endocrinol Metab. 2014;25:23-33. Voltar ao texto citado no. 2*

*3 Ensaio aleatório comparando acetonido de triancinolona intravítreo e fotocoagulação focal/grade para edema macular diabéticoRede de Investigação Clínica em Retinopatia Diabética* Ophthalmology. 2008 Sep; 115(9):1447-145010.*

*doi: 10.1016/j. ophtha.2008.06.015PMCID: PMC2748264A. Voltar ao texto citado no. 3*

*4 Luttrull JK, Musch DC, Mainster MA. Fotocoagulação por micropulso de díodo sublimiar para o tratamento do edema macular diabético clinicamente significativo. Br J Ophthalmol. 2005;89:74-80. Voltar ao texto citado no. 4*

*5 Gillies MC, Sutter FK, Simpson JM, Larsson J, Ali H, Zhu M. Intravitreal triamcinolone for refractory diabetic macular edema: two-year results of a double-masked, placebo-controlled, randomized clinical trial. Ophthalmology. 2006;113:1533-1538. Voltar ao texto citado no. 5*

*6 Boyer DS, Yoon YH, Belfort R Jr, et al; Grupo de Estudo Ozurdex MEAD. Ensaio de três anos, aleatorizado e controlado por simulação do implante intravítreo de dexametasona em doentes com edema macular diabético. 2014;121:1904-1914.*

Voltar ao texto citado n.º 6

7.Gillies MC1, Lim LL2, Campain A1, Quin. Um ensaio clínico aleatório de bevacizumab intravítreo versus dexametasona intravítrea para o edema macular diabético: o estudo BEVORDEX. Ophthalmology. 2014;121(12):2473-

81 . doi: 10.1016/j. ophtha.2014.07.002. Voltar ao texto citado no. 7

82 Boyer DS1, Faber D, Gupta S, Patel SS, Tabandeh H, Li XY, Liu CC, Lou J, Whitcup SM; Implante intravítreo de Ozurdex Dexametasona para o tratamento do edema macular diabético em doentes vitrectomizados. Grupo de estudo CHAMPLAIN. Retina. 2011 May;31(5):915-23. doi: 10.1097/IAE.0b013e318206d18c. Voltar ao texto citado no. 8

9 Implante intravítreo de dexametasona para o edema macular diabético durante a gravidez. Concillado M1, Lund-Andersen H2, Mathiesen ER3, Larsen M4. Voltar ao texto citado no. 9

10 Fase II Combinação de esteróides e anti-VEGF para DMEClinicalTrials.gov Identifier persistente: NCT01945866. Voltar ao texto citado no. 10

11 Campochiaro PA, Brown DM, Pearson A, et al; Grupo de Estudo FAME. Benefício a longo prazo de inserções vítreas de fluocinoloneacetonide de entrega sustentada para edema macular diabético. Ophthalmology. 2011;118:626-635. Voltar ao texto citado no. 11

12 Alimera Sciences anuncia nova análise de 36 meses que mostra que ILUVIEN® retarda a progressão da retinopatia diabética Dados apresentados como desenvolvimento inovador tardio durante o Dia da Subespecialidade de Retina na AAO 2015. Voltar ao texto citado no. 12

13 Gillies MC, Islam FM, Larsson J, et al. Catarata induzida por triancinolona em olhos com edema macular diabético: dados prospectivos de 3 anos de um estudo ensaio clínico aleatório. Clin Exp Ophthalmol. 2010;38:605-612. Voltar ao texto citado no. 13

14 Campochiaro PA, Brown DM, Pearson A, Chen S, Boyer D, Ruiz-Moreno J, et al. Os insertos vítreos de fluocinoloneacetonida de libertação sustentada proporcionam benefícios durante pelo menos 3 anos em doentes com edema macular diabético. Ophthalmology 2012;119:2125-32. Voltar ao texto citado n.º 14

15 Boyer DS, Yoon YH, Belfort R, Jr., Bandello F, Maturi RK, Augustin AJ, et al.

*Ensaio de três anos, randomizado e controlado por simulação de implante intravítreo de dexametasona em pacientes com edema macular diabético. Ophthalmology 2014;121:1904-14. Voltar ao texto citado n.º 15*

*16  Quiram PA, Gonzales CR, Schwartz SD. Glaucoma grave induzido por esteróides após injeção intravítrea de acetonido de triancinolona. Am J Ophthamol. 2006;141:580-582. Voltar ao texto citado no. 16*

*17  Kiddee W, Trope GE, Sheng L, et al. Monitorização da pressão intraocular após esteróides intravítreos: Uma revisão sistemática. Surv Ophthalmo 2013;58(4):291-310. Voltar ao texto citado n.º 17*

## Utilização de anti-VEGF na retinopatia diabética e no edema macular

No passado, a fotocoagulação a laser era o principal tratamento para a retinopatia diabética proliferativa e para o edema macular diabético, tal como recomendado pela ETDRS, mas depois de 2005, o anti-VEGF ganhou popularidade e tornou-se a terapia de primeira linha para o edema macular diabético central, depois de ter provado ser seguro e eficaz.

Nos últimos 10 anos, os agentes anti-VEGF evoluíram do pegaptanib (macugen Bausch + Lomb), que inibe o VEGF ligando-se especificamente à proteína da isoforma 165 do VEGF, para o ranibizumab (Lucentis Genentech Novartis) e para o bevacizumab (Avastin Genentech Roche), que inibe as isoformas A do VEGF

As armadilhas VEGF são proteínas de fusão como o Aflibercept (Eylea, Regeneron Bayer) e o Ziv-Aflibercept (Zaltrap, Regeneron Sanofi), que inibem o VEGF A, o VEGF B e o PIGF, enquanto o conbercept (Kanghong Biotech, Chengdu, China) inibe o VEGF A, o VEGF B, o VEGF C e o PIGF. Os agentes anti-VEGF alteraram os paradigmas de tratamento e o prognóstico, desempenhando um papel importante na prevenção da cegueira, na melhoria da visão e na melhoria da qualidade de vida, especialmente em doentes em idade ativa que sofrem de diabetes mellitus.

## PATOGENESE

A principal patogénese do edema macular diabético é o espessamento da membrana basal e o aumento da permeabilidade vascular, que aumentam a acumulação de fluidos na mácula e conduzem a reacções inflamatórias agudas e à disfunção vascular, sendo, por conseguinte, regidos por influências multifactoriais que envolvem muitas citocinas

No curso inicial da doença, o VEGF desempenha um papel central (1), pelo que a utilização de agentes de bloqueio do VEGF reduz o edema macular e leva à melhoria da visão, enquanto no curso crónico da doença, as citocinas inflamatórias podem ter um papel mais importante na patogénese do edema macular diabético.

Na retinopatia diabética, as alterações metabólicas e do microambiente causam danos nos capilares e no endotélio, o que leva a um estado de isquémia relativa e a uma regulação positiva do VEGF, estimulando assim a neovascularização (ou seja, a retinopatia proliferativa), que pode levar a hemorragia pré-retal, vítrea e proliferação fibrovascular, que por sua vez pode levar ao descolamento traccional da retina.

## BEVACIZUMAB

É um anticorpo monoclonal que bloqueia a angiogénese através da inibição do VEGF-A. O bevacizumab foi aprovado pela FDA para o cancro metastático, mas ganhou popularidade para injecções intravítreas não indicadas para o tratamento de doenças maculares, como a DMRI húmida, o edema macular secundário à oclusão da veia retiniana e o edema macular diabético.

Vários estudos avaliaram a segurança e a eficácia do Bevacizumab no tratamento do edema macular diabético

O estudo BOLT comparou a injeção intravítrea de Bevacizumab (1,25 mg) com o laser ETDRS modificado em doentes com EMD envolvendo o centro foveal com acuidade visual de 20/40 a 20/200.

No braço do Bevacizumab, receberam três injecções com um intervalo de 6 semanas cada, seguidas de injecções repetidas de 6 em 6 semanas, conforme necessário. No braço do laser, receberam fotocoagulação laser focal/grade na linha de base e, posteriormente, de 4 em 4 meses, conforme necessário.

Aos 12 meses, a alteração média da acuidade visual foi significativamente melhor no braço do Bevacizumab (+5,6 letras) do que no braço do laser (-4,6 letras) (2).

Aos 2 anos, a BCVA média era de 20/50 no braço do Bevacizumab e de 20/80 no braço do laser, tendo o braço do Bevacizumab ganho uma mediana de nove letras ETDRS contra 2,5 letras para o laser (3).

Este estudo forneceu provas que apoiam a utilização a longo prazo do Bevacizumab intravítreo para o CSME persistente com envolvimento do centro (4).

Outro estudo, o Pan-American Collaborative Retina Study, que avaliou o Bevacizumab 1,25 mg e 2,5 mg para o edema macular diabético difuso durante 24 meses, concluiu que ambas as doses proporcionaram estabilidade e melhoria do EMD e que não houve diferença entre as doses de 1,25 mg e 2,5 mg (5).

Bevacizumab comparado com implante de dexametasona 0,7 mg para tratamento de EMD durante 12 meses, no estudo BEVORDEX.

Concluiu-se que a proporção de olhos que melhoraram a VA em 10 letras logMAR é de 40% no braço do Bevacizumab vs 41% do braço da dexametasona, o braço do implante de dexametasona perdeu 10 letras ou mais, em 11% dos olhos tratados, principalmente devido à catarata, o braço do Bevacizumab recebeu mais injecções, em comparação com o braço da dexametasona (6).

**A utilização racional do Bevacizumab**

Os estudos efectuados provaram a segurança e a eficácia do bevacizumab e, para além do seu baixo preço, o bevacizumab ganhou popularidade a nível mundial para utilização não autorizada no tratamento do EMD (Quadro 1).

A melhor forma de utilizar o bevacizumab na prática real é em casos de EMD central com uma boa BCVA de base, especialmente quando a espessura macular central é inferior a 400 microns.

No entanto, é uma boa prática iniciar o tratamento com Bevacizumab apesar da BCVA e da espessura macular central de base e depois mudar para Aflibercept em caso de má resposta ao Bevacizumab.

No entanto, deve ter-se em conta que a mudança para Aflibercept pode melhorar a morfologia macular com benefícios visuais mínimos devido aos danos funcionais permanentes causados pelo EMD (7).

| Agente | PRÓS | CONS |
|---|---|---|
| Bevacizumab | Barato, disponível e eficaz em casos de boa BCVA na linha de base | Não aprovado pela FDA, pode não ser tão eficaz como o aflibercept em casos de pior BCVA na linha de base, inibe apenas o VEGF A |
| Ranibizumab | Aprovado pela FDA, com segurança e eficácia comprovadas a longo prazo | Expansivo, inibe apenas o VEGF A |
| Aflibercept | Aprovado pela FDA, contém VEGF A, VEGF B e PIGF, eficaz em casos de BCVA pior na linha de base | Expansivo |
| Ziv-aflibercept | Barato, eficaz e habita VEGF A, VEGF B e PIGF, mas apenas a segurança a curto prazo foi estabelecida através de ensaios clínicos em pequenos grupos | Não aprovado pela FDA, a segurança a longo prazo é desconhecida, necessita de passos adicionais no isolamento das doses quando se compara a preparação com o bevacizumab. |

Tabela 1: Uma tabela para comparar os prós e contras de cada agente de bloqueio do VEGF.

# RANIBIZUMAB

É um anticorpo monoclonal "fragmento FAB" que bloqueia a angiogénese através da inibição do VEGF-A, aprovado pela FDA para injeção intravítrea no tratamento do EMD, da DMRI húmida e do edema macular secundário à oclusão da veia da retina.

Vários estudos avaliaram a segurança e a eficácia do ranibizumab no tratamento do EMD.

O estudo RESTORE comparou Ranibizumab intravítreo vs Ranibizumab + laser vs terapia laser isolada e concluiu que Ranibizumab combinado com laser ou Ranibizumab em monoterapia são superiores à terapia laser isolada e não houve diferença entre Ranibizumab + laser ou Ranibizumab isolado (8)

RESTORE O seguimento de três anos concluiu que o ranibizumab é eficaz na manutenção da visão e da espessura central da retina sem complicações, embora seja necessário um número reduzido de injecções no terceiro ano (9).

O ensaio RISE e RIDE estudou a eficácia e a segurança do Ranibizumab para o edema macular diabético e foi concebido como um ensaio aleatório com dupla máscara que comparou o Ranibizumab mensal 0,3 mg, 0,5 mg e a injeção simulada durante 24 meses.

Concluiu-se que o ranibizumab em ambas as doses pode melhorar rapidamente a visão com baixo risco de danos oculares e não oculares (10).

Após 36 meses de aleatorização, o RISE e o RIDE avaliaram a manutenção da eficácia sem a injeção mensal e, em vez disso, o ranibizumab 0,5 mg foi administrado de forma aberta a todos os grupos, conforme necessário, apenas com base na OCT e na BCVA.

Concluíram que a visão foi mantida nos doentes que receberam inicialmente uma injeção mensal, com menor frequência de necessidade de retratamento e alguns doentes não necessitaram de tratamento adicional, sendo que os doentes que receberam Ranibizumab não melhoraram a BCVA tanto como os outros grupos que receberam Ranibizumab na linha de base (11).

A Rede de Investigação Clínica da Retinopatia Diabética (DRCR.net) avaliou o Ranibizumab ou a triamcinolona intravítreos combinados com laser focal/grid versus laser isolado durante 12 meses.

O DRCR.net concluiu que o Ranibizumab com laser imediato ou diferido é superior à triancinolona intravítrea com laser em doentes fácicos e ao laser isolado, sendo a triancinolona intravítrea com laser em doentes pseudofácicos superior em termos de eficácia ao laser isolado e comparável ao Ranibizumab com laser imediato nos primeiros 12 meses (12)

A DRCR.net comunicou, após 24 meses de acompanhamento, que o ranibizumab pode travar a deficiência visual devida ao EMD com envolvimento central (13).

Após 36 meses, o DRCR.net informou que não existem diferenças entre os grupos que receberam Ranibizumab com laser imediato ou diferido.

O número de injecções necessárias para o tratamento foi de seis injecções nos primeiros seis meses, três injecções nos segundos seis meses, duas a três injecções no segundo ano e uma a duas injecções no terceiro ano (14).

O DRCR.net concluiu, após 5 anos de seguimento, que os olhos que receberam Ranibizumab na linha de base tiveram uma melhoria visual a longo prazo superior à dos olhos que receberam triancinolona intravítrea com laser ou com Ranibizumab muito diferido para o edema macular persistente (15).

**A utilização racional do Ranibizumab**

O ranibizumab foi aprovado pela FDA para o tratamento do EMD e a sua segurança e eficácia a longo prazo foram comprovadas em vários ensaios clínicos.

O ranibizumab é utilizado na prática quotidiana para o EMD central, especialmente nos casos com uma boa BCVA de base; a maioria dos ensaios clínicos sugere que começar a utilizar o ranibizumab intravítreo nos casos de EMD central pode permitir obter mais visão do que adiar o tratamento.

O ranibizumab 0,3 mg é o tratamento de eleição em doentes com elevado risco de eventos vasculares cerebrais ou eventos cardiovasculares; é de salientar que os agentes anti-VEGF não são recomendados em casos com história de eventos vasculares cerebrais ou eventos cardiovasculares nos últimos 4 meses.

## AFLIBERCEPT

É uma proteína de fusão de armadilha VEGF, que inibe o VEGF A, VEGF B e PIGF e obteve a aprovação da FDA para injeção intravítrea para DME, ARMD húmida e edema macular secundário à oclusão da veia retiniana.

Vários ensaios clínicos estudaram a segurança e a eficácia do Aflibercept no tratamento do EMD.

VIVD e VISTA, que compararam o Aflibercept intravítreo com o tratamento a laser para tratar o edema macular diabético com envolvimento central.

Aflibercept administrado de 4 em 4 semanas ou de 8 em 8 semanas após doses de carga de cinco injecções intravítreas, concluíram a segurança e eficácia do Aflibercept intravítreo e a sua superioridade em relação ao tratamento com laser

O VIVD e o VISTA também concluíram que não existem diferenças a nível da eficácia entre a administração de 4 em 4 semanas (2q4) ou de 8 em 8 semanas (2q8) após doses de carga de cinco injecções intravítreas (16).

O VIVD e o VISTA apresentaram as mesmas conclusões sobre a superioridade do Aflibercept intravítreo no tratamento do EMD em relação ao tratamento com laser e sobre a ausência de diferenças de eficácia entre os grupos 2q4 e 2q8 ao longo de 100 semanas de seguimento (17).

**Protocolo T**

A Rede de Investigação Clínica da Retinopatia Diabética estudou a eficácia e a segurança do Aflibercept intravítreo, do Bevacizumab e do Ranibizumab para o tratamento do edema macular diabético, através da aleatorização de 660 adultos com EMD e no prazo de um ano

O Protocolo T concluiu que o Aflibercept é superior em termos de eficácia ao bevacizumab e ao Ranibizumab no tratamento do edema macular diabético nos casos em que a BCVA de base é de 20/50 e inferior, enquanto os três agentes são quase iguais em termos de eficácia quando a BCVA de base é de 20/40 e superior (18).

Numa análise post hoc, o DRCR.net concluiu que, num pequeno grupo de doentes com uma boa BCVA de base e uma mácula mais espessa que receberam Bevacizumab, o resultado visual foi pior do que o dos que receberam Aflibercept e Ranibizumab (19).

No seguimento de 2 anos, a DRCR.net concluiu que os 3 agentes têm a mesma eficácia em casos de boa BCVA na linha de base, enquanto o Aflibercept é superior ao bevacizumab em casos de pior BCVA na linha de base, mas não é superior ao Ranibizumab no seguimento de 2 anos.

Todos os agentes exigiram menos injecções no segundo ano, cerca de cinco injecções, enquanto o primeiro ano exigiu cerca de nove injecções (20).

**A utilização racional do Aflibercept**

Além do preço elevado, o Aflibercept tem maior afinidade e menor probabilidade de taquifilaxia quando comparado com o bevacizumab e o ranibizumab.

Aflibercept utilizado em casos de EMD central com BCVA de base pior 20/50 ou menos.

A mudança para Aflibercept é recomendada quando o doente já recebeu múltiplas injecções de bevacizumab ou Ranibizumab com fraca resposta anatómica e visual, no entanto, deve notar-se que a mudança para Aflibercept pode melhorar a morfologia macular com benefícios visuais mínimos devido aos danos funcionais permanentes causados pelo EMD.

## ZIV-AFLIBERCEPT

VEGF trap com as mesmas proteínas de fusão que o Aflibercept, mas com uma solução tampão de alta osmolaridade diferente, que inibe o VEGF A, o VEGF B e o PIGF e que obteve a aprovação da FDA para o cancro metastático.

Uma pequena série de ensaios clínicos estudou a segurança do Ziv-Aflibercept intravítreo, abordando a questão da segurança in vitro e in vivo, e demonstrou que a toxicidade do EPR in vitro não é significativa, segundo Malik et al. (21)

Mansour et al (22) estudaram o perfil de segurança do Ziv-Aflibercept a curto e a longo prazo e concluíram que o Ziv-Aflibercept intravítreo é seguro e eficaz, melhorando a visão sem causar toxicidade ocular, e sugeriram que, após a injeção de 0,05 ml (1,25 mg) de Ziv-Aflibercept intravítreo em 4 ml de vítreo, a osmolaridade final seria de 312mOsm/kg.

No entanto, uma pequena série de estudos realizados para avaliar a segurança e a eficácia do Ziv-Aflibercept no tratamento do EMD mostrou que o Ziv-Aflibercept é seguro e eficaz em 12 semanas de acompanhamento por Marashi et al. (23) e em 24 semanas de acompanhamento por Andrade et al. (24).

Baghi, Ahmadreza et al (28) compararam a melhoria visual de duas doses de Ziv-Aflibercept 1,25 mg, 2,5 mg e Bevacizumab 1,25 mg em casos de EMD central durante 12 semanas

Concluiu-se que ambas as doses de Ziv-Aflibercept são mais eficazes do que o Bevacizumab no que respeita ao resultado visual e à redução da espessura macular central quando a BCVA é de 20/50 ou pior na linha de base, não havendo diferença em ambas as doses de Ziv-Aflibercept no que respeita ao resultado visual.

### A utilização racional de Ziv-Aflibercept

Pequenos estudos provaram a segurança e a eficácia a curto prazo do Ziv-Aflibercept e, para além do seu preço baixo, o Ziv-Aflibercept pode ser utilizado para o EMD nestas situações:

Nos casos de EMD com BCVA deficiente na linha de base, ou nos casos que respondem mal ao bevacizumab, em países onde o Aflibercept não está disponível ou não pode ser adquirido após uma preparação adequada e isolamento das doses, o que requer passos adicionais quando comparado com a preparação do bevacizumab.

## O PAPEL DO ANTI VEGF NA RETINOPATIA DIABÉTICA

O VEGF é regulado positivamente em resposta a um estado isquémico relativo; muitos ensaios clínicos relataram o efeito do anti-VEGF no abrandamento da progressão da retinopatia diabética e na redução das suas complicações, apesar do efeito a curto prazo do anti-VEGF.

A Rede de Investigação Clínica da Retinopatia Diabética avaliou (Protocolo S) o efeito do Anti-VEGF no tratamento da retinopatia diabética proliferativa (PDR) e das suas complicações.

O Protocolo S avaliou a não inferioridade da acuidade visual do ranibizumab intravítreo em relação à fotocoagulação pan-retiniana na retinopatia diabética proliferativa.

O Protocolo S concluiu que o Ranibizumab intravítreo não é inferior à fotocoagulação pan-retiniana, com menos complicações da RDP no braço do Ranibizumab, mas os doentes com edema macular diabético e retinopatia proliferativa ganharam mais acuidade visual no braço do Ranibizumab (25).

A análise post hoc do Protocolo T mostrou que o Aflibercept estava associado a mais melhorias nos primeiros dois anos nos participantes com RDP na linha de base, todos os 3 tratamentos anti-VEGF foram associados a baixas taxas de agravamento da RD (29).

O ensaio CLARITY comparou o PRP com o Aflibercept intravítreo para o tratamento da RDP e concluiu que os doentes com RDP tratados com Aflibercept tiveram um melhor resultado às 52 semanas em comparação com o PR. (30)

Marashi et al estudaram PRP versus Bevacizumab intravítreo para o tratamento da RDP

Concluiu-se que o bevacizumab intravítreo não é inferior à fotocoagulação pan-retiniana em termos de resultados de acuidade visual no prazo de 52 semanas em caso de retinopatia diabética proliferativa e pode ser mais rentável em casos selecionados de retinopatia diabética proliferativa com edema macular diabético do que a fotocoagulação pan-retiniana e o ranibizumab, mas são necessários estudos de maior dimensão e a longo prazo. (31)

O Protocolo N do DRCR.net avaliou o papel do tratamento anti-VEGF em doentes com hemorragia vítrea devida a retinopatia diabética proliferativa, aleatorizando o Ranibizumab intravítreo ou a solução salina para a hemorragia vítrea.

O DRCR.NET concluiu, após 16 semanas de acompanhamento, que a taxa de vitrectomia era mais baixa em ambos os grupos, sem importância clínica entre os dois grupos, mas com melhor acuidade visual, mais taxas de conclusão da fotocoagulação pan-retiniana e menos hemorragia vítrea recorrente no braço do ranibizumab (26), o que não se manteve nas 52 semanas de acompanhamento (27).

**A utilização racional de ANTI VEGF na retinopatia diabética**

A injeção intravítrea de ANTI-VEGF pode ser utilizada para tratar a retinopatia diabética proliferativa na presença de edema macular diabético, mas o laser pode ser introduzido sempre que o tratamento da retinopatia diabética proliferativa falhar ou sempre que for difícil acompanhar o doente.

A injeção intravítrea de ANTI-VEGF pode ser utilizada em caso de hemorragia vítrea que não permita a visualização para aplicação de laser. No entanto, o laser deve ser introduzido sempre que a visualização da retina o permita, uma vez que a fotocoagulação pan-laser é o tratamento de eleição em casos de hemorragia vítrea, uma vez que o Anti-VEGF tem um papel limitado devido ao seu efeito de trânsito e pode ocorrer hemorragia recorrente.

Injeção intravítrea de ANTI-VEGF utilizada 3 dias antes da vitrectomia pars plana para retinopatia diabética proliferativa, uma vez que reduz a hemorragia intra-operatória e melhora o resultado cirúrgico.

## CONCLUSÕES

A injeção intravítrea de Anti-VEGF é eficaz no tratamento da retinopatia diabética e do edema macular central.

O VEGF desempenha um papel fundamental na patogénese, existem duas classes de agentes de bloqueio do VEGF, que são o Anti-VEGF e o VEGF trap, tendo sido estudadas a segurança e a eficácia destes agentes

Em resumo, todos os agentes podem ser iguais em termos de eficácia numa boa BCVA de base, sendo o Aflibercept mais eficaz nos casos de uma BCVA de base pior.

Todos os agentes requerem uma menor taxa de frequência de injecções no segundo e terceiro anos de acompanhamento.

## AGRADECIMENTOS

Esta secção é uma versão actualizada e reproduzida do artigo original publicado pelo autor *Marashi A (2016) Using Anti-VEGF in Diabetic Retinopathy. Adv Ophthalmol Vis Syst 4(4): 00116. DOI: 10.15406/aovs.2016.04.00116.*

## REFERÊNCIAS

1.    Miyamoto K, Khosrof S, Bursell SE, Moromizato Y, Aiello LP, et al. (2000) Vascular Endothelial Growth Fator (VEGF) -Induced Retinal Vascular Permeability Is

Mediated by Intercellular Adhesion Molecule-1 (ICAM-1). Am J Pathol 156(5): 1733-1739.

2.	Michaelides M, Kaines A, Hamilton RD, Fraser-Bell S, Rajendram R, et al. (2010) Um ensaio prospetivo aleatório de bevacizumab intravítreo ou terapia laser no tratamento do edema macular diabético (estudo BOLT) dados de 12 meses: relatório 2. Ophthalmology 117(6): 1078-1086.

3.	Rajendram R, Fraser-Bell S, Kaines A, Michaelides M, Hamilton RD, et al. (2012) Um ensaio prospetivo, aleatório e controlado de 2 anos de bevacizumab intravítreo ou terapia laser (BOLT) no tratamento do edema macular diabético Dados de 24 meses: Relatório 3. Arch Ophthalmol 130(8): 972979.

4.	Sivaprasad S, Crosby-Nwaobi R, Heng LZ, Peto T, Michaelides M, et al. (2013) Frequência e resposta à monoterapia com bevacizumab para o edema macular diabético (BOLT Report 5). Br J Ophthalmol 97(9): 1177-1180.

5.	Arevalo JF, Sanchez JG, Wu L, Maia M, Alezzandrini AA, et al. (2009) Primary intravitreal bevacizumab for diffuse diabetic macular edema: the Pan-American Collaborative Retina Study Group at 24 months. Ophthalmology 116(8): 1488-1497.

6.	Gillies MC, Lim LL, Campain A, Quin GJ, Salem W, et al. (2014) Um ensaio clínico randomizado de bevacizumab intravítreo versus dexametasona intravítrea para edema macular diabético: o estudo BEVORDEX. Ophthalmology 121(12): 2473-2481.

7.	Rahimy E, Shahlaee A, Khan MA, Ying GS, Maguire JI, et al. (2016) Conversão para Aflibercept após Terapia Anti-VEGF Prévia para Edema Macular Diabético Persistente. Am J Ophthalmol 164: 118-127.

8.	Mitchell P, Bandello F, Schmidt-Erfurth U, Lang GE, Massin P, et al. (2011) The RESTORE study: ranibizumab monotherapy or combined with laser versus laser monotherapy for diabetic macular edema.

Ophthalmology 118(4): 615-625.

9.	Mitchell P, Bandello F, Schmidt-Erfurth U, Lang GE, Massin P, et al. (2011) The RESTORE study: ranibizumab monotherapy or combined with laser versus laser monotherapy for diabetic macular edema.

Ophthalmology 118(4): 615-625.

10.	Nguyen QD, Brown DM, Marcus DM, Boyer DS, Patel S, et al. (2012) Ranibizumab para edema macular diabético: resultados de 2 ensaios aleatórios de fase III: RISE e RIDE. Ophthalmology 119(4): 789-801.

11.  Boyer DS, Nguyen QD, Brown DM, Basu K, Ehrlich JS, et al. (2015) Outcomes with As-Needed Ranibizumab after Initial Monthly Therapy: Resultados a longo prazo dos ensaios de fase III RIDE e RISE.

Ophthalmology 122(12): 2504-2513.

12.  Rede de Investigação Clínica em Retinopatia Diabética, Elman MJ, Aiello LP, Beck RW, Bressler NM, et at. (2010) Ensaio aleatório que avalia ranibizumab mais laser imediato ou diferido ou triancinolona mais laser imediato para edema macular diabético. Ophthalmology 117(6): 1064-1077.

13.  Elman MJ, Bressler NM, Qin H, Beck RW, Ferris FL, et al. (2011) Expanded 2-year Follow-up of Ranibizumab Plus Prompt or Deferred Laser or Triamcinolone Plus Prompt Laser for Diabetic Macular Edema. Ophthalmology 118(4): 609-614.

14.  Elman MJ, Qin H, Aiello LP, Beck RW, Bressler NM, et al. (2012) Intravitreal Ranibizumab for Diabetic Macular Edema with Prompt vs Deferred Laser Treatment: Resultados de um ensaio aleatório de 3 anos. Ophthalmology 119(11): 2312-2318.

15.  Bressler SB, Glassman AR, Almukhtar T, Bressler NM, Ferris FL, et al. (2016) Five-Year Outcomes of Ranibizumab With Prompt or Deferred Laser Versus Laser or Triamcinolone Plus Deferred Ranibizumab for Diabetic Macular Edema. Am J Ophthalmol 164: 57-68.

16.  Korobelnik JF, Do DV, Schmidt-Erfurth U, Boyer DS, Holz FG, et al. (2014) Intravitreal aflibercept for diabetic macular edema. Ophthalmology 121(11): 2247-2254.

17.  Brown DM, Schmidt-Erfurth U, Do DV, Holz FG, Boyer DS, et al. (2015) ntravitreal Aflibercept for Diabetic Macular Edema: 100-Week Results From the VISTA and VIVID Studies. Ophthalmology 122(10): 2044-2052.

18.  Wells JA, Glassman AR, Ayala AR, Jampol LM, Aiello LP, et al. (2015) Aflibercept, Bevacizumab, or Ranibizumab for Diabetic Macular Edema. N Engl J Med 372(13): 1193-1203.

19.  Wells JA, Glassman AR, Ayala AR, Jampol LM, Bressler NM, et al. (2016) Aflibercept, Bevacizumab, or Ranibizumab for Diabetic Macular

Edema: Two-Year Results from a Comparative Effectiveness Randomized Clinical Trial (Resultados de dois anos de um ensaio clínico aleatório de eficácia comparativa).

Ophthalmology 123(6): 1351-1359.

20. Wells JA, Glassman AR, Jampol LM, Aiello LP, Antoszyk AN, et al. (2016) Association of of of Baseline Visual Acuity and Retinal Thickness on One-year Efficacy of Aflibercept, Bevacizumab, and Ranibizumab for Diabetic Macular Edema. JAMA Ophthalmol 134(2): 127-134.

21. Malik D, Tarek M, Caceres del Carpio J, Ramirez C, Boyer D, et al. (2014) Perfis de segurança de fármacos anti-VEGF: bevacizumab, ranibizumab, aflibercept e ziv-aflibercept em células do epitélio pigmentar da retina humana em cultura. Br J Ophthalmol 98 (Suppl 1): i11-16.

22. Mansour AM, Ashraf M, Dedhia CJ, et al Segurança e eficácia a longo prazo do ziv-aflibercept em doenças da retina British Journal of Ophthalmology Publicado online primeiro: 07 de março de 2017. doi: 10.1136/bjophthalmol-2016- 309724.

23. Marashi A (2016) Resultado de três meses de Ziv-Aflibercept para Edema Macular Diabético. Adv Ophthalmol Vis Syst 4(3): 00114.

24. Andrade GC, Dias JR, Maia A, Farah ME, Meyer CH, et al. (2016) INJEÇÕES INTRAVITRAIS DE ZIV-AFLIBERCEPT PARA EDEMA DIABÉTICO-MACULAR: Um Estudo Piloto. Retina [Epub ahead of print].

25. Gross JG, Glassman AR, Jampol LM, Inusah S, Aiello LP, et al. (2015) Fotocoagulação panretiniana vs Ranibizumab intravítreo para retinopatia diabética proliferativa Um ensaio clínico randomizado. JAMA 314(20): 21372146.

26. Rede de Pesquisa Clínica em Retinopatia Diabética (2015) Ensaio Clínico Randomizado Avaliando Ranibizumabe Intravítreo ou Solução Salina para Hemorragia Vítrea de Retinopatia Diabética Proliferativa. JAMA Ophthalmol 131(3): 283-293.

27. Bhavsar AR, Torres K, Bressler NM, Glassman AR, Jampol LM, et al. (2014) Avaliação dos resultados 1 ano após a utilização de Ranibizumab a curto prazo para hemorragia vítrea devido a retinopatia diabética proliferativa. JAMA Ophthalmol 132(7): 889-890.

28. Duas Doses de Ziv-Aflibercept Intravítreo versus Bevacizumab no Tratamento do Edema Macular Diabético: A Three-Armed, Double-Blind Randomized Trial Baghi, Ahmadreza et al. Ophthalmology Retina , Volume 1 , Issue 2 , 103 - 110

29. Bressler SB, Liu D, Glassman AR, Blodi BA, Castellarin AA, et al. (2017)

Mudança na retinopatia diabética através de 2 anosAnálise secundária de um ensaio clínico randomizado comparando Aflibercept, Bevacizumab e Ranibizumab. JAMA Ophthalmol 135(6): 558- 568.

30.   Eficácia clínica do aflibercept intravítreo versus fotocoagulação panretiniana para a melhor acuidade visual corrigida em doentes com retinopatia diabética proliferativa às 52 semanas (CLARITY): um ensaio multicêntrico, simples-cego, aleatório, controlado, de fase 2b, de não inferioridade Sivaprasad, SobhaBhatnagar, A et al. The Lancet , Volume 389 , Issue 10085,2193 - 2203

31.   Marashi A, Abukhalaf I, Alfaraji R, Choman Y, Salahieh A (2017) Fotocoagulação panretiniana versus Bevacizumab intravítreo para o tratamento da retinopatia diabética proliferativa. Adv Ophthalmol Vis Syst 7(1): 00211. DOI: 10.15406/aovs.2017.07.00211

# Técnicas de injeção intravítrea

As injecções intravítreas são fáceis e rápidas de realizar, mas a injeção deve ser feita corretamente para evitar complicações indesejáveis, que podem levar à morbilidade visual

## PREPARAÇÃO DO DOENTE

Antes de considerar a injeção intravítrea, há uma preparação no consultório e uma preparação pré-injeção. O exame no consultório deve excluir a inflamação da superfície ocular, como a conjuntivite ou a blefarite, e o doente deve ser aconselhado a não suspender os medicamentos anticoagulantes. A preparação pré-injeção começa com a educação do doente para não falar e não fazer movimentos bruscos do globo ocular ou da cabeça durante o procedimento.

## PREPARAÇÃO DO OLHO

Depois de marcar o olho injetado, uma enfermeira deixa cair um anestésico tópico, como a proparacaína, em vez de um gel, ou uma injeção subconjuntival de lidocaína injectada, e, em seguida, a enfermeira coloca um colírio tópico de iodopovidona a 5% para desinfetar a conjuntiva

O autor utiliza o colírio de brimonidina para branquear a conjuntiva, a fim de evitar a hemorragia subconjuntival.

A enfermeira pode cobrir as pálpebras uma vez com iodopovidona a 10% até o médico se preparar para a injeção.

## PREPARAÇÃO DO MÉDICO

O médico e o pessoal devem usar máscaras; o médico deve cobrir as mãos da mesma forma que se prepara para qualquer cirurgia e é preferível usar luvas esterilizadas; em seguida, o médico deve cobrir as pálpebras 3 vezes com iodopovidona a 10% e esperar vários minutos

O autor usa bata e luvas esterilizadas; os instrumentos vão ser utilizados esterilizados em autoclave.

## PREPARAÇÃO DO MEDICAMENTO

Nesta altura, um enfermeiro pode segurar o frasco para que o médico desinfecte a borracha da rolha e retire o medicamento do frasco sob capuzes esterilizados, utilizando uma seringa esterilizada e uma agulha com filtro se for injetado ranibizumab ou aflibercept.

Quando planeia injetar Bevacizumab, o autor retira todos os frascos, isola-os em seringas sob uma campânula esterilizada e guarda-os no frigorífico (temperatura de 4-8) num recipiente esterilizado.

## TÉCNICA DE INJECÇÃO

Colocação de um campo estéril e de um espéculo para as pálpebras, isolando as pestanas no quadrante temporal superior, local de injeção medido com um compasso de calibre a 4 mm do limbo nos doentes fáquicos e a 3,5 mm nos doentes pseudofáquicos e, em seguida, colírio de iodopovidona a 5% tópico, uma vez que a iodopovidona deve ser a última coisa a tocar na superfície ocular antes da inserção da agulha

Uma agulha de meia polegada de calibre 30 utilizada para depois colocar um aplicador com ponta de algodão no local da injeção para evitar o refluxo do líquido.

Abruptamente após a injeção da pressão digital ocular para excluir olho firme e, em seguida, o teste de acuidade visual para, pelo menos, contar os dedos ou o movimento da mão deve ser registado para excluir a oclusão da artéria central da retina, em caso de suspeita de oclusão da artéria central da retina, deve ser realizada paracentese e verificar a pulsação vascular da retina utilizando oftalmoscópio indireto

Lavagem da conjuntiva com iodopovidona remanescente e colocação de um penso estéril no olho.

Veja este vídeo para saber como o autor efectua a injeção intravítrea

https://youtu.be/GVQDsMla02A

## CUIDADOS PÓS-INJECÇÃO

Não são necessários colírios antibióticos após a injeção, uma vez que podem alterar a flora conjuntival

O autor acompanha normalmente o doente no dia seguinte, 4th dia e uma semana após a injeção.

## Complicações pós-injeção

As injecções intravítreas revolucionaram o tratamento do edema macular diabético e da retinopatia, tendo a sua segurança e eficácia sido comprovadas através de numerosos ensaios clínicos.

No entanto, as injecções intravítreas podem causar complicações devastadoras que podem levar à perda de visão ou a acontecimentos sistémicos graves.

A prevenção das complicações é obrigatória e o seu tratamento deve ser efectuado de forma adequada para evitar a morbilidade.

## HEMORRAGIA SUBCONJUNTIVAL

A hemorragia subconjuntival é uma complicação comum após a injeção, causada por uma perfuração inadvertida dos vasos conjuntivais, especialmente em doentes que tomam anticoagulantes, embora a hemorragia subconjuntival não seja uma complicação grave, mas causa frustração em alguns doentes.

### Prevenção

A hemorragia subconjuntival pode ser facilmente evitada se se evitarem os vasos conjuntivais durante a injeção. Outra forma de evitar esta complicação é aplicar o colírio de Brimonidina minutos antes da injeção, uma vez que constringe os vasos conjuntivais.

### Tratamento

Não é necessário qualquer tratamento, apenas observação e NUNCA aconselhar o doente a suspender os anticoagulantes.

## ABRASÃO DA CÓRNEA

A abrasão da córnea é uma complicação dolorosa causada pelo arranhar do epitélio da córnea com instrumentos como o espéculo da pálpebra, que se apresenta normalmente como olho doloroso e, por vezes, com edema da pálpebra, melhor diagnosticado com azul de cobalto após coloração com fluoresceína.

### Prevenção

A abrasão da córnea é prevenida prestando atenção suficiente para evitar a instrumentação do epitélio da córnea.

### Tratamento

A abrasão da córnea é tratada cobrindo o olho com um penso durante 24 horas e, normalmente, o epitélio cicatriza sem deixar cicatrizes na córnea

## CONJUNTIVITE

A conjuntivite é uma complicação irritante que se manifesta por olho cor-de-rosa, sensação de ardor e secreção, normalmente causada por uma infeção secundária causada por colírios utilizados durante a injeção ou após a injeção, especialmente quando o colírio toca nas pestanas

**Prevenção**

A prevenção da conjuntivite consiste na utilização de gotas oculares frescas durante as injecções e em evitar a utilização de gotas oculares desnecessárias após as injecções

**Tratamento**

Conjuntivite tratada com antibióticos tópicos, como a moxifloxcacina, a cada duas horas.

### TOXICIDADE DA CÓRNEA

Em definição, a toxicidade da córnea é um traumatismo químico causado iatrogenicamente devido à utilização excessiva de iodopovidona tópica. O doente refere sintomas semelhantes aos de uma abrasão da córnea com visão desfocada, melhor diagnosticada com azul de cobalto após coloração com fluoresceína, e apresenta-se como erosões punctiformes da córnea.

**Prevenção**

A toxicidade da córnea é prevenida evitando a utilização excessiva do colírio de iodopovidona e certificando-se de que a concentração de iodopovidona não é superior a 5 % e irrigando o saco conjuntival com iodopovidona imediatamente após a injeção.

**Tratamento**

Toxicidade da córnea tratada com lubrificantes tópicos sem conservantes

## ALERGIA À IODOPOVIDONA

Embora o iodo povidona seja essencial para esfregar as pálpebras e a conjuntiva e possa ser a única proteção comprovada contra a endoftalmite, alguns indivíduos que desenvolvem uma reação alérgica à aplicação de iodo povidona na pele, esta reação apresenta-se como prurido, pálpebras inchadas e quemose conjuntival.

**Tratamento**

Se a reação alérgica ao iodopovidona tiver ocorrido durante a injeção, o iodopovidona deve ser limpo da pele e irrigado do saco conjuntival. A injeção subconjuntival de dexametasona reduzirá os sintomas juntamente com anti-histamínicos sistémicos.

# PRESSÃO INTRA-OCULAR ELEVADA PÓS-INJECÇÃO E FORMAÇÃO DE CATARATAS

A PIO elevada pode causar danos no disco ótico se se prolongar e não for gerida adequadamente, e a formação de cataratas está normalmente associada a esteróides intravítreos (1) mais do que à injeção intravítrea de AntiVEGF, mas se acontecer com AntiVEGF, a razão por detrás é normalmente a contração da membrana fibro-vascular no ângulo.

A PIO elevada pode ser assintomática, com queixas de halos à volta da luz, olho doloroso e visão reduzida com edema da córnea.

### Prevenção

Ao planear a utilização de AntiVEGF, deve ser feita uma inspeção cuidadosa da membrana fibro-vascular no ângulo e da PIO elevada em doentes com isquemia retiniana periférica grave ou rubeose iridis, uma vez que estes doentes tendem a ter uma elevação moderada a grave da PIO após a injeção (2).

No caso dos esteróides, o doente não deve ter antecedentes de glaucoma, no entanto, deve ser efectuado um teste de provocação com esteróides para verificar se o esteroide eleva ou não a PIO; é de salientar que o implante de dexametasona tem uma elevação da PIO pós-injeção mais previsível do que os outros agentes.

### Tratamento

A PIO elevada é tratada com gotas oculares anti-hipertensivas tópicas em casos ligeiros a moderados, enquanto os casos recalcitrantes podem exigir uma intervenção cirúrgica, como a trabeculectomia ou a implantação de uma válvula ahmed, enquanto a formação de cataratas é tratada por facoemulsificação e implantação de LIO

## HIPÉTICA

Embora seja uma complicação rara, mas que pode causar redução da visão e, por vezes, dor devido ao aumento da PIO, a principal razão para o desenvolvimento de hifema é a injeção inadvertida através do corpo ciliar.

### Prevenção

A melhor forma de prevenir o hifema é utilizar paquímetros para medir 3,5 mm a partir do limbo em olhos afácicos ou pseudofácicos ou 4 mm em olhos afácicos quando injetar

**Tratamento**

O hifema é tratado com esteróides tópicos e cicloplegia em casos ligeiros a moderados e com colírios anti-hipertensores se a PIO estiver aumentada, mas em casos graves recalcitrantes com PIO elevada e coloração da córnea, é indicada uma lavagem da câmara anterior.

## RUPTURA DA CÁPSULA POSTERIOR

A rutura da cápsula posterior durante a injeção intravítrea ocorre devido à injeção perto do limbo e à agulha dirigida para o cristalino e não para o centro do olho. Esta complicação conduz à formação de cataratas e à redução da visão.

Devemos ter em mente que os doentes tratados com injecções intravítreas são mais propensos a ter rutura da cápsula posterior durante a cirurgia da catarata do que os outros doentes (3).

**Prevenção**

A melhor forma de prevenir a rutura da cápsula posterior é utilizar paquímetros para medir 4,0 mm a partir do limbo em olhos fácicos e dirigir a agulha para o centro do olho ao injetar

**Tratamento**

Remoção de cataratas com implantação de LIO de 3 peças, e ter cuidado ao operar em olhos com antecedentes de injecções intravítreas

## IRITIS

É uma complicação pouco frequente que se apresenta com dor ocular ligeira ou ausente e visão reduzida de trânsito ligeiro a moderado, ao exame há células na câmara anterior e um ligeiro querato participa, raramente pode desenvolver fibrina ou opacidades vítreas e não há hipópio (4).

A razão subjacente à irite pode ser a má conservação dos frascos que contêm o medicamento, especialmente quando os frascos são expostos a temperaturas elevadas, ou frascos falsificados. Outras razões são a injeção em doentes com antecedentes de uveíte.

Pode ocorrer uma artrite se o Aflibercept ou o Ranibizumab forem retirados do frasco para injectáveis sem utilizar a agulha de filtragem de 5 mm

**Prevenção**

A conservação dos frascos para injetáveis a uma temperatura entre 4-8 °C, a obtenção de frascos para injetáveis de fontes fidedignas e a não injeção em doentes com uveíte ativa podem evitar esta complicação

**Tratamento**

Irite tratada com esteróides tópicos e cicloplegia com bom prognóstico sem deixar qualquer dano ocular.

# ENDOFTALMITE

É uma complicação pouco frequente que pode causar danos permanentes, apresentando-se normalmente com dor ocular moderada a grave, perda de visão, conjuntiva congestionada, fibrina, hipópio, vitrite e hemorragias retinianas (4).

O melhor diagnóstico é feito através de uma punção vítrea e de um B-scan, que para além das opacidades vítreas e da formação membranosa, assinala uma espessura coriorretiniana espessada.

Endoftalmite causada por injeção em ambiente não esterilizado ou adesivos contaminados.

**Prevenção**

A prevenção da endoftalmite começa com a injeção sob capelas esterilizadas, como uma sala esterilizada, e com a cobertura adequada das pálpebras e da conjuntiva com iodopovidona, proibindo o doente e o pessoal de falarem durante a injeção, usando uma máscara e luvas esterilizadas após a cobertura das mãos, colocando um espéculo esterilizado para isolar as pestanas e, finalmente, a utilização de equipamento esterilizado, como paquímetros

Utilizar agulhas e seringas esterilizadas e desinfetar a rolha (borracha do frasco) antes de retirar o medicamento no caso do Aflibercept ou do Ranibizumab; no entanto, no caso do Bevacizumab, é preferível retirar todo o frasco e isolá-lo em seringas sob uma campânula esterilizada.

Obter frascos de fontes fiáveis, para evitar pensos contaminados e, em caso de deteção de um penso contaminado, o médico deve informar as autoridades de saúde locais.

Evitar injetar doentes com blefarite, conjuntivite ou infecções para-oculares

**Tratamento**

Nos casos em que a acuidade visual é de contar os dedos ou melhor, e na ausência de descolamento da retina, deve ser injetado imediatamente 2 mg de vancomicina, 2 mg de ceftazidima e dexametasona intravítrea, depois de se fazer uma punção do vítreo e de o enviar para cultura para identificar o organismo agressor (5)

Se o tratamento anterior falhar ou se a acuidade visual for inferior à contagem dos dedos ou se o caso estiver associado a um descolamento da retina, é efectuada uma vitrectomia pars plana com injeção de antibióticos intravítreos e envio de amostras de vítreo para cultura

Depois de identificar o organismo agressor, um antibiótico sensibilizado utilizado em caso de insucesso do tratamento, o mais importante é identificar a fonte de infeção através da obtenção de swaps e da cultura de tudo o que foi utilizado durante a injeção, como instrumentos, agulhas e medicamentos, com o objetivo de eliminar a fonte de infeção.

## DESCOLAMENTO DA RETINA

O descolamento da retina provoca uma perda de visão indolor, que se apresenta de forma regmatogénica ou traccional. A primeira é normalmente causada pelo facto de o médico ter injetado longe do limbo, atrás da ora serrata, ou por não ter detectado uma laceração, um orifício ou um pequeno descolamento da retina na periferia durante o exame pré-injeção.

Enquanto o descolamento traccional da retina é causado pela contração da membrana fibro-vascular devido à rápida regressão da neovascularização causada pela injeção de AntiVEGF.

**Prevenção**

O descolamento regmatogénico da retina é evitado através de um exame cuidadoso da periferia da retina antes da injeção e da utilização de paquímetros para medir 3,5 mm a partir do limbo em olhos afácicos ou pseudofácicos ou 4 mm em olhos fácicos durante a injeção

Embora o descolamento da retina traccional seja prevenido evitando que os doentes com descolamento da retina traccional ameacem a mácula antes da injeção, o AntiVEGF pode ser administrado antes da vitrectomia planeada para o descolamento da retina traccional para reduzir as complicações intra-operatórias.

**Tratamento**

Vitrectomia pars plana com tamponamento de gás ou óleo de silicone para reparar o descolamento da retina.

## OCLUSÃO DA ARTÉRIA CENTRAL DA RETINA

Não é raro ocorrer uma oclusão da artéria central da retina durante a injeção, que se apresenta como uma perda visual súbita devido a um aumento agudo da pressão intraocular e que se manifesta como um olho duro na pressão digital ou sem perceção da luz imediatamente após a injeção

A não verificação da acuidade visual ou da PIO após a injeção, no caso de oclusão da artéria central da retina durante a injeção, pode levar à cegueira.

No entanto, é extremamente raro ocorrer uma oclusão da artéria central da retina dias após a injeção, mas esta complicação é devastadora e é causada por

A oclusão da artéria central da retina já existia antes da injeção, mas estava mascarada por outra doença, como a oclusão da veia central da retina, que não foi detectada pelo examinador. A injeção de AntiVEGF pode provocar um AVC, enfarte do miocárdio, ou a oclusão da artéria central da retina pode dever-se a uma oclusão da artéria carótida, ou o próprio AntiVEGF provocou a contração da artéria da retina, levando à sua oclusão (6).

## Prevenção

A oclusão da artéria central da retina durante a injeção é evitada através da verificação da acuidade visual e da pressão digital imediatamente após a injeção, uma vez que a visão de contar os dedos sem olho duro e a verificação da pulsação da artéria da retina significam que não existe oclusão da artéria central da retina.

A oclusão da artéria central da retina após a injeção foi evitada através de um exame cuidadoso da retina antes da injeção e aconselhando o doente a utilizar anticoagulantes sob a supervisão de um médico interno e a nunca os suspender

**Tratamento**

Oclusão da artéria central da retina tratada com paracentese da câmara anterior para baixar a PIO nas primeiras 6 horas, além de paracentese quando a oclusão da artéria central da retina ocorre dias após a injeção de um comprimido de nitroglicerina 20 mg prescrito sob a supervisão de um internista.

# EVENTOS SISTÉMICOS

A redução das concentrações de VEGF no sangue circulante pode levar a um acidente vascular cerebral isquémico transitório ou a um enfarte do miocárdio. Como a quantidade de AntiVEGF injectada é pequena, a relação entre a injeção intravítrea de AntiVEGF e os eventos sistémicos é ainda discutível (7).

Em teoria, o AntiVEGF intravítreo é um fator de risco e deve ser muito cauteloso em doentes de alto risco, especialmente em doentes com história prévia de acidente vascular cerebral ou enfarte do miocárdio no prazo de 4-6 meses

## Prevenção

Aconselhar o doente a utilizar anticoagulantes sob a supervisão de um médico interno e a nunca os suspender.

É preferível evitar a injeção de AntiVEGF em doentes com antecedentes de acidente vascular cerebral ou enfarte do miocárdio nos últimos 4-6 meses e utilizar tratamentos alternativos, como esteróides intravítreos ou laser.

É de salientar que o ranibizumab tem o perfil mais seguro entre os outros agentes devido à ausência de lenda da CF e ao aumento do tempo de depuração.

## REFERÊNCIAS


1.    *Quiram PA, Gonzales CR, Schwartz SD. Glaucoma grave induzido por esteróides após injeção intravítrea de acetonido de triancinolona. Am J Ophthamol. 2006; 141:580-582. Voltar ao texto citado no. 16*

2.    *Wakabayashi T, Oshima Y, Sakaguchi H, et al. Bevacizumab intravítreo para tratar a neovascularização da íris e o glaucoma neovascular secundário a doenças isquémicas da retina em 41 casos consecutivos. Ophthalmology. 2008;115(9):1571-1580, 1580.e1-3.*

3.    *Risco de rutura da cápsula posterior durante a cirurgia de catarata em olhos com injecções intravítreas anteriores Shalchi, Zaid et al. American Journal of Ophthalmology , Volume 177 , 77 - 80*

4.    *Georgopoulos M, Polak K, Prager F, et al. Caraterísticas da inflamação intraocular grave após injeção intravítrea de bevacizumab (Avastin) Br J Ophthalmol 2009;93:457-462.*

5.    *Sachdeva MM, Moshiri A, Leder HA, Scott AW. Endoftalmite após injeção*

*intravítrea de agentes anti-VEGF: resultados a longo prazo e identificação de microrganismos invulgares. Journal of Ophthalmic Inflammation and Infection (Jornal de Inflamação e Infeção Oftálmica). 2016;6:2. doi:10.1186/s12348-015-0069-5.*

6.    *Mansour AM, Shahin M, Kofoed PK, et al. Insight em 144 pacientes com eventos vasculares oculares durante injecções de antagonistas de VEGF. Clinical Ophthalmology (Auckland, NZ). 2012;6:343-363.*

*doi:10.2147/OPTH.S29075.*

7.    *Segurança sistémica dos agentes intravítreos anti-fator de crescimento endotelial vascular na degenerescência macular relacionada com a idade Dedania, Vaidehi S.; Bakri, Sophie J. Current Opinion in Ophthalmology: maio de 2016 - Volume 27 - Edição 3 - p 224-243 doi: 10.1097/ICU.0000000000000257 RETINAL, VITREOUS AND MACULAR DISORDERS: Editado por Brandon G. Busbee e John W. Kitchens*

## Vitrectomia

A vitrectomia é um tratamento de escolha em casos de hemorragia vítrea não clareadora ou descolamento traccional da retina. É essencial preparar muito bem o doente antes da vitrectomia para obter bons resultados pós-operatórios, no entanto, nem todos os casos eleitos para vitrectomias são iguais.

Os candidatos foram divididos de acordo com a gravidade da retinopatia diabética, a idade e factores locais como a deslocação, o cumprimento e o reembolso.

A escolha do momento certo para operar é imperativa, uma vez que operar demasiado cedo ou demasiado tarde leva a um mau resultado cirúrgico e, consequentemente, a um mau prognóstico.

### INDICAÇÃO PARA CIRURGIA

Vitrectomia indicada na retinopatia diabética nas seguintes situações

J Hemorragia vítrea que não desaparece apesar das tentativas de tratamento.

J Hemorragia pré retiniana florida recalcitrante, especialmente se cobrir a mácula.

J Descolamento traccional da retina, especialmente quando ameaça ou envolve a mácula.

J Buraco macular devido a membrana epirretiniana causando tração tangencial da fusão central.

J Anomalias vitreomaculares que causam perda visual moderada

J Rubeosis Iridis Recalcitrante.

J Proliferação fibrovascular da hialoide anterior

J Proliferação fibrovascular progressiva apesar das tentativas de tratamento.

### PREPARAÇÃO DO DOENTE PARA A CIRURGIA

Uma boa preparação do doente conduz a bons resultados pós-vitrectomia; em geral, é mais fácil operar quando a proliferação está inativa, pelo que o pré-tratamento do doente com injeção intravítrea e fotocoagulação pan-laser, se possível, conduz à regressão da PDR, diminuindo assim as complicações intra-operatórias, como a hemorragia.

A maioria dos doentes com mais de 50 anos desenvolve cataratas após a vitrectomia, pelo que é preferível fazer a cirurgia da catarata com implantação de LIO combinada com vitrectomia ou, um mês antes da vitrectomia, com injeção intravítrea no momento da cirurgia, seguida, se possível, de fotocoagulação pan-laser.

A primeira é a melhor escolha se o doente não cumprir as suas obrigações, se viajar ou não puder ser reembolsado, especialmente nos casos mais fáceis, mas a segunda é melhor se o doente cumprir as suas obrigações, se puder ser reembolsado e nos casos mais difíceis.

Se a idade do doente for inferior a 50 anos, pode ser efectuada uma vitrectomia com preservação da lente.

## PASSOS CIRÚRGICOS

A vitrectomia é efectuada sob anestesia geral ou local, com ou sem sedação, depois de o doente ter sido coberto com um campo cirúrgico, ter sido colocado um espéculo ocular e a conjuntiva ter sido coberta com iodopovidona a 5%.

A cânula do trocarte é inserida 3,5 mm em olhos afácicos ou pseudofácicos ou 4 mm em olhos afácicos e, em seguida, a cânula de infusão é testada e inserida na cânula do trocarte temporal inferior. É importante certificar-se de que a infusão é inserida na cavidade vítrea através de iluminação lateral utilizando o tubo de luz, podendo a luz do candelabro ser inserida no quadrante inferonasal.

A vitrectomia anterior via pars plana é iniciada utilizando a luz do microscópio da mesma forma que na cirurgia da catarata, é instalado um sistema de visualização de campo amplo sem contacto para visualizar a cavidade vítrea e a vitrectomia central continua e é concluída. Se não for possível visualizar o fundo do olho, o sangue é removido por aspiração e a hialoide posterior é cortada para permitir a visualização do fundo do olho.

A vitrectomia periférica é realizada através do corte da base vítrea, mas é feita parcialmente para evitar lacerações iatrogénicas da retina.

Descolamento do vítreo posterior induzido (se ainda não tiver sido descolado) colocando a fresa perto do disco ótico e efectuando uma sucção prévia com vácuo elevado, retirando a fresa e levantando a hialoide posterior, que é então removida

No entanto, em casos difíceis, os passos cirúrgicos são os mesmos, mas o descolamento do vítreo posterior é um desafio em olhos isquémicos devido à fixação firme,

Para evitar lacerações iatrogénicas da retina, iniciou-se um descolamento periférico do vítreo, encontrando um vítreo parcialmente descolado na periferia média, e realizou-se uma rexis vítrea com remoção cuidadosa da hialoide posterior nas áreas de membrana traccional

As membranas traccionais são removidas juntamente com a hialoide posterior por dissecação com delaminação bimanual, utilizando agulha de Atkinson e agulha de buck flush para membranas planas ou micro pinças de preensão final e micro tesouras curvas, sendo depois a membrana removida com um cortador de vítreo

A fonte de hemorragia deve ser localizada e a hemostase deve ser conseguida por fotocoagulação laser se o vaso sanguíneo que escorre estiver dentro das arcadas ou utilizando endodiatermia se o vaso que escorre estiver fora das arcadas. No entanto, em casos de hemorragia moderada, mantenha o botão ou o cortador de vítreo na fonte de hemorragia durante 1 minuto, enquanto que em hemorragias graves é efectuada uma troca de ar fluido.

Em todos os casos de vitrectomia diabética, é imperativo realizar previamente o endolaser até à ora serrata e, em seguida, realizar a troca de ar fluido e atuar como tamponamento nos casos fáceis, enquanto os casos difíceis podem exigir tamponamento com gás ou óleo de silicone, que é removido no prazo de 3 meses.

Os trocartes são removidos, as suturas são colocadas nos casos em que o óleo de silicone é o tamponamento.

## COMPLICAÇÕES

* Lesão da artéria da retina

* Hemorragia intra-operatória extensa

* Hemorragia vítrea recorrente pós-vitrectomia

## REFERÊNCIAS

U.Spandau, M.Pavlidis, 27 gauge vitrectomy :minimum sclerotomies for maximal results, DOI 10.1007/978-3-319-20236-5_10

## Edema macular diabético

A retinopatia diabética é uma das principais causas de deficiência visual na população ativa,(1) tendo entretanto impactos sociais, emocionais e económicos negativos na qualidade de vida dos doentes e das suas famílias.(2) A deficiência visual causada pela RD pode ser subdividida em três tipos:

1.   Início tardio devido a complicações da RD proliferativa, como o descolamento traccional da retina ou a hemorragia vítrea

2.   Início precoce devido a edema macular diabético

3.   Isquemia macular, que tem um mau prognóstico e não tem tratamento comprovado.

Na era anti-VEGF, os esteróides, o laser e a vitrectomia continuam a desempenhar um papel importante no tratamento do EMD. Existem diferentes tipos de agentes de bloqueio do VEGF, juntamente com diferentes tipos de esteróides e modos de laser.

Os ensaios clínicos testaram e recomendaram determinados protocolos, mas a aplicação das conclusões e dos resultados destes ensaios à prática quotidiana não será fácil.

Antes de discutir o tratamento da doença macular diabética, talvez seja melhor compreender a patologia e a classificação do EMD de uma forma prática.

## PATOGENESE

O espessamento das membranas basais e a perda de pericitos devido à hiperglicemia podem levar à rutura da barreira sanguínea da retina, aumentando assim a permeabilidade vascular e a acumulação de fluidos na mácula.

Este processo é regulado por múltiplos factores vasculares, inflamatórios e biomecânicos. (3)

Quando o EMD começa a desenvolver-se (doença não crónica), o processo principal consiste na inflamação aguda e na disfunção vascular, conduzindo assim à hipóxia, o que provoca uma regulação positiva do VEGF, juntamente com mediadores inflamatórios, como a interleucina (IL)-1b, a IL-6, a IL-8, a proteína induzível por interferão gama (IP)-10 e a proteína quimioatraente de monócitos (MCP)-1.(4)

No entanto, o VEGF é o principal fator de patologia, razão pela qual, nestes casos, o tratamento com agentes de bloqueio do VEGF pode reduzir a espessura macular, prevenir a perda visual e melhorar a visão.

Enquanto que no EMD de longa duração (doença crónica), o processo principal consiste em inflamação crónica, fugas difusas e danos no tecido neural, incluindo a perda de fotorreceptores, os mediadores inflamatórios intermédios, incluindo as citocinas supramencionadas, são mais regulados do que o VEGF.

O processo inflamatório é o principal fator, razão pela qual o tratamento destes casos com agentes bloqueadores do VEGF pode não conduzir a melhorias e o tratamento com esteróides pode desempenhar um papel mais importante.

A maculopatia diabética pode não resultar de um aumento da fuga vascular. Por vezes, resulta de um aumento e bloqueio microvascular, acompanhado de perda capilar e edema adjacente, causando assim isquemia macular e resultando num mau prognóstico sem tratamento útil.

A patogénese do EMD nem sempre é um elemento vascular; por vezes, as alterações da interface vitreomacular podem causar espessamento da mácula, contribuindo para a patologia do EMD causada por mecanismos subjacentes, como a reticulação não enzimática do colagénio. A infiltração de células gliais e de células inflamatórias, juntamente com a deposição de citoqueratina e de proteína glial fibrilar ácida (GFAP), causará espessamento e aderência do vítreo cortical, onde se localizam o VEGF e o fator de crescimento fibroblástico (FGF)-2, o que poderá contribuir para uma maior proliferação de hialócitos e astrócitos.

A tração vítreo-macular pode ser tanto anterior-posterior, devido à liquefação do núcleo vítreo, como tangencial, devido à vitreosquise, que pode levar à formação de membrana epiretiniana a partir da proliferação fibrovascular de células gliais e astrócitos, ou de lamelas contrácteis, que podem levar à formação de vítreo tenso(5-8).

O elemento traccional do EMD é tratado principalmente através da sua remoção cirúrgica, quando o tratamento conservador com laser, agentes de bloqueio do VEGF e esteróides não é eficaz.

É importante lembrar que dois ou mais mecanismos podem contribuir para a patologia do EMD e que a patologia pode mudar de uma forma para outra.

## CLASSIFICAÇÃO

A classificação do EMD pode afetar o nosso plano de tratamento, e esta classificação baseia-se em vários aspectos.

- Estado de perfusão: Isquémica ou não isquémica

- Interface vitreomacular: Presença ou não de anomalia da interface vitreomacular

- Localização do edema: Envolvimento central ou não central e se preenche os critérios para edema macular clinicamente significativo (CSME), conforme definido pelo ETDRS, ou seja, qualquer edema dentro de 500µm do centro da fóvea, exsudado duro dentro de 500µm do centro da fóvea adjacente ao edema, ou 1 diâmetro de disco do edema com 1 diâmetro de disco do centro da fóvea (9)

- Evolução clínica: Não crónica ou crónica

- Distribuição do edema: Focal ou difuso

## MACULOPATIA DIABÉTICA ISQUÉMICA

A maculopatia diabética isquémica apresenta-se geralmente como uma retina sem caraterísticas (Figura 1), com uma redução acentuada da acuidade visual melhor corrigida. Pode ser diagnosticada através da angiografia fluoresceínica (Figura 2), na qual se apresenta como uma zona avascular foveal (FAZ) alargada ou um bordo irregular da FAZ devido ao alargamento e bloqueio microvascular acompanhado de perda capilar. É importante lembrar que a maculopatia diabética isquémica não pode ser tratada e tem um mau prognóstico.

Devemos pensar em maculopatia diabética isquémica sempre que tivermos uma má BCVA apesar das tentativas de tratamento ou na apresentação, e deve ser excluída utilizando a AF.

O tratamento imediato da PDR, juntamente com o controlo da glicemia e da pressão arterial, pode ajudar a prevenir a maculopatia diabética isquémica.

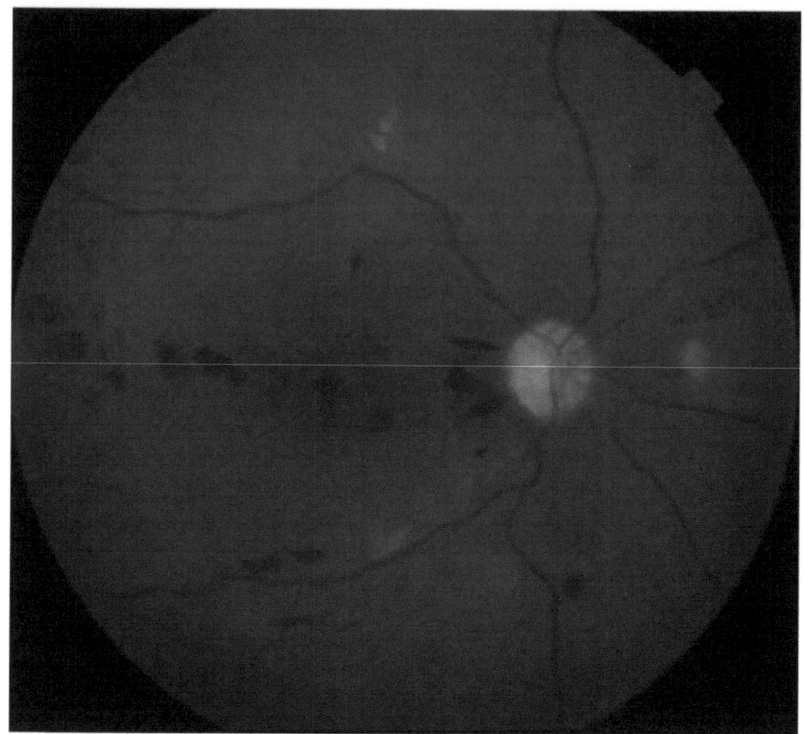

Figura 1. Mulher jovem com antecedentes de diabetes mellitus tipo 1 apresenta-se com retina descaracterizada.

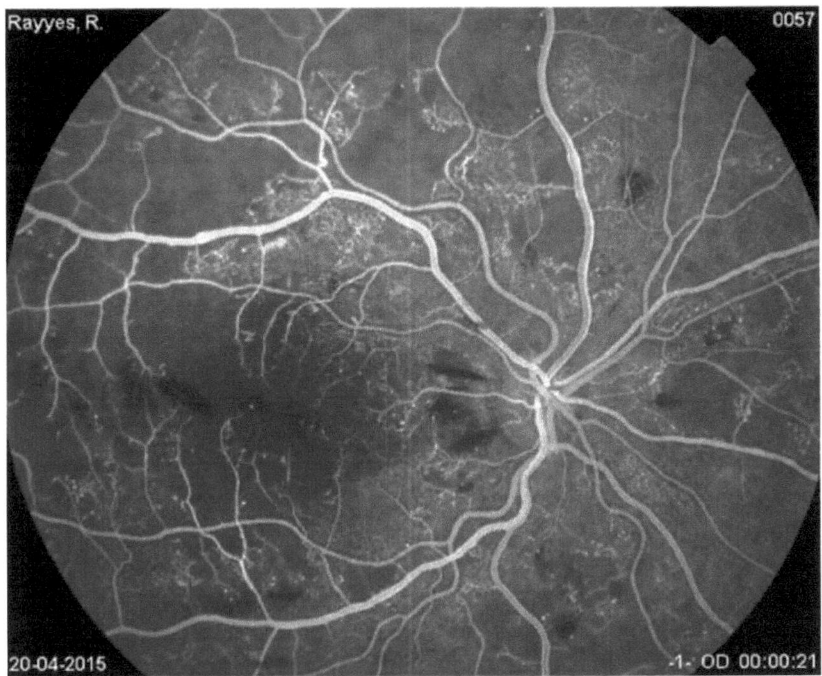


Figura 2. O mesmo doente que na Figura 1; FA mostrando FAZ alargada com perda de capilares maculares na periferia.

## GESTÃO

O principal princípio do tratamento do EMD é secar a mácula, o que pode ser conseguido através do tratamento da patologia subjacente. Como já foi referido, a patologia pode ser variada e mista, e pode mudar de uma forma para outra, pelo que devemos diagnosticar e tratar cuidadosamente (Figura 3).

Por outras palavras, antes de iniciar o tratamento do EMD, devemos definir qual o principal fator patológico e tratá-lo. No entanto, é essencial coordenar o controlo glicémico e da pressão arterial com o internista ou endocrinologista, incluindo manter a HbA1c inferior a 7%, o que pode realmente ajudar a estabilizar o EMD.

Antes de tratar, três coisas devem ser excluídas:

1. Cicatrização macular

2. Maculopatia isquémica

3. Edema macular não diabético.

A gestão deve ser efectuada em duas fases:

- Secar a mácula e melhorar a visão.

- Manter a secura e a estabilidade da visão.

**Anomalias da interface vitreomacular**

É vital excluir a presença de qualquer anomalia da interface vitreomacular, como a VMT e/ou a ERM, quando se examinam doentes com EMD.

Esta exclusão pode ser efectuada utilizando a tomografia de coerência ótica (Figura 4) e a biomicroscopia com lâmpada de fenda.

Na presença de VMT ou ERM, é importante isolar o principal fator patológico do EMD.

ERM, é importante isolar o principal fator do DME. Trata-se de um elemento traccional ou de um elemento vascular (confirmado pela AF)? Nos casos em que um elemento vascular é o principal fator de desenvolvimento (Figura 5).

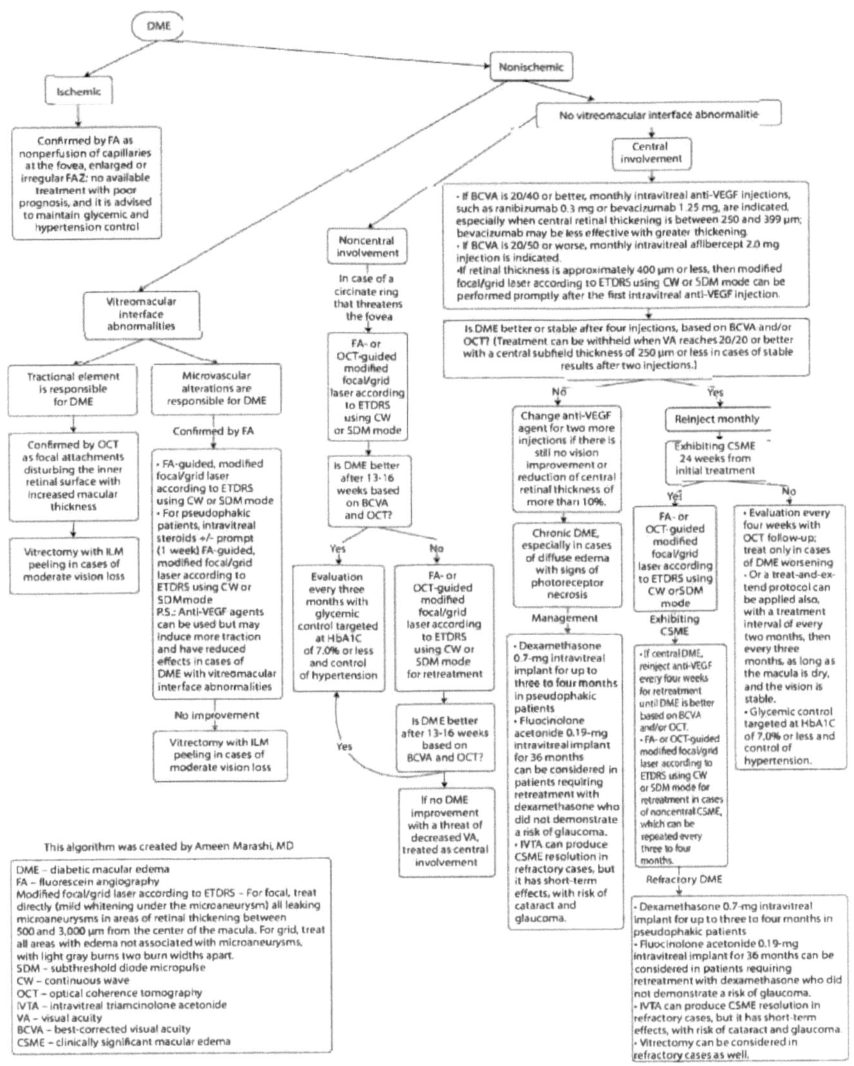

DME
Ischemic
Nonischemic
Confirmed by FA as nonperfusion of capillaries at the fovea, enlarged or irregular FAZ: no available treatment with poor prognosis, and it is advised to maintain glycemic and hypertension control
No vitreomacular interface abnormalitie
Central involvement
· If BCVA is 20/40 or better, monthly intravitreal anti-VEGF injections, such as ranibizumab 0.3 mg or bevacizumab 1.25 mg, are indicated, especially when central retinal thickening is between 250 and 399 μm; bevacizumab may be less effective with greater thickening.
· If BCVA is 20/50 or worse, monthly intravitreal aflibercept 2.0 mg injection is indicated.
· If retinal thickness is approximately 400 μm or less, then modified focal/grid laser according to ETDRS using CW or SDM mode can be performed promptly after the first intravitreal anti-VEGF injection.
Is DME better or stable after four injections, based on BCVA and/or OCT? (Treatment can be withheld when VA reaches 20/20 or better with a central subfield thickness of 250 μm or less in cases of stable results after two injections.)
No
Yes
Vitreomacular interface abnormalities
Noncentral involvement
In case of a circinate ring that threatens the fovea
FA- or OCT-guided modified focal/grid laser according to ETDRS using CW or SDM mode
Change anti-VEGF agent for two more injections if there is still no vision improvement or reduction of central retinal thickness of more than 10%.
Reinject monthly
Exhibiting CSME 24 weeks from initial treatment
Yes
No
Tractional element is responsible for DME
Microvascular alterations are responsible for DME
Confirmed by FA
Is DME better after 13-16 weeks based on BCVA and OCT?
Chronic DME, especially in cases of diffuse edema with signs of photoreceptor necrosis
FA- or OCT-guided modified focal/grid laser according to ETDRS using CW or SDM mode
· Evaluation every four weeks with OCT follow-up; treat only in cases of DME worsening
· Or a treat-and-extend protocol can be applied also, with a treatment interval of every two months, then every three months, as long as the macula is dry, and the vision is stable.
· Glycemic control targeted at HbA1C of 7.0% or less and control of hypertension.
Confirmed by OCT as focal attachments disturbing the inner retinal surface with increased macular thickness
· FA-guided, modified focal/grid laser according to ETDRS using CW or SDM mode
· For pseudophakic patients, intravitreal steroids +/- prompt (1 week) FA-guided, modified focal/grid laser according to ETDRS using CW or SDM mode
P.S.: Anti-VEGF agents can be used but may induce more traction and have reduced effects in cases of DME with vitreomacular interface abnormalities
Yes
No
Management
Exhibiting CSME
Vitrectomy with ILM peeling in cases of moderate vision loss
Evaluation every three months with glycemic control targeted at HbA1C of 7.0% or less and control of hypertension
FA- or OCT-guided modified focal/grid laser according to ETDRS using CW or SDM mode for retreatment
· Dexamethasone 0.7-mg intravitreal implant for up to three to four months in pseudophakic patients
· Fluocinolone acetonide 0.19-mg intravitreal implant for 36 months can be considered in patients requiring retreatment with dexamethasone who did not demonstrate a risk of glaucoma.
· IVTA can produce CSME resolution in refractory cases, but it has short-term effects, with risk of cataract and glaucoma.
· If central DME, reinject anti-VEGF every four weeks for retreatment until DME is better based on BCVA and/or OCT.
· FA- or OCT-guided modified focal/grid laser according to ETDRS using CW or SDM mode for retreatment in cases of noncentral CSME, which can be repeated every three to four months.
No improvement
Is DME better after 13-16 weeks based on BCVA and OCT?
Vitrectomy with ILM peeling in cases of moderate vision loss
Yes
If no DME improvement with a threat of decreased VA, treated as central involvement
Refractory DME
· Dexamethasone 0.7-mg intravitreal implant for up to three to four months in pseudophakic patients
· Fluocinolone acetonide 0.19-mg intravitreal implant for 36 months can be considered in patients requiring retreatment with dexamethasone who did not demonstrate a risk of glaucoma.
· IVTA can produce CSME resolution in refractory cases, but it has short-term effects, with risk of cataract and glaucoma.
· Vitrectomy can be considered in refractory cases as well.
This algorithm was created by Ameen Marashi, MD
DME – diabetic macular edema
FA – fluorescein angiography
Modified focal/grid laser according to ETDRS – For focal, treat directly (mild whitening under the microaneurysm) all leaking microaneurysms in areas of retinal thickening between 500 and 3,000 μm from the center of the macula. For grid, treat all areas with edema not associated with microaneurysms, with light gray burns two burn widths apart.
SDM – subthreshold diode micropulse
CW – continuous wave
OCT – optical coherence tomography
IVTA – intravitreal triamcinolone acetonide
VA – visual acuity
BCVA – best-corrected visual acuity
CSME – clinically significant macular edema

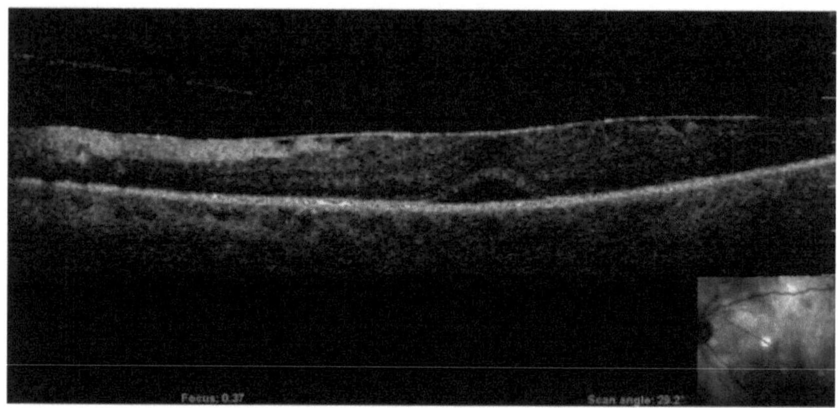

Figura 4. EMD com membrana epiretiniana causando espessamento da mácula e perturbação focal da camada interna da retina.

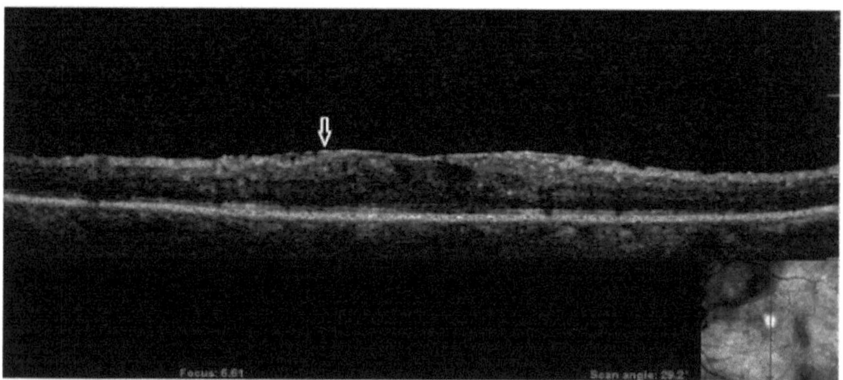

Figura 5. EMD com quistos (seta vermelha) e anomalia vitreomacular (seta branca), que pode não estar envolvida na patologia do EMD.

Esteróides intravítreos ou Anti VEGF tentados com resultados sub-óptimos devido à presença de VMA ou laser focal guiado por FA aplicado aos microaneurismas com fugas. No entanto, não esquecer que a utilização de fotocoagulação laser de onda contínua (CW) pode aumentar a tração e que o laser micropulsado de díodo sublimiar (SDM) pode ser mais seguro, o que é referido neste texto como modo sp (Fotocoagulação sublimiar), que é a modalidade de tratamento fornecida pela máquina laser LIGHTMED.

Nos casos de insucesso do tratamento conservador, ou quando o principal fator do EMD é um elemento traccional, especialmente quando está presente tração anteroposterior, vítreo posterior tenso e/ou prega macular com perda visual moderada, é indicada a vitrectomia com remoção da membrana limitadora interna para aliviar a tração tangencial causada pela MTC e talvez reduzir a recorrência da MTC. (10-11)

Estudos, como o Protocolo D do DRCR.net, (12) concluíram que a vitrectomia em casos de EMV pode reduzir o espessamento macular, com melhoria da visão de 28% a 49%, e redução da visão em 13% a 31% dos casos. Assim, a vitrectomia é considerada para olhos com EMD e EMV com perda visual moderada.

No entanto, em casos de VMT de cerca de 200 microns e ausência de ERM, uma injeção de C3F8 puro de 0,3 ml com a posição de cabeça de pássaro (posição de face para baixo com a cabeça a balançar para cima de 10 em 10 minutos) durante 10 dias pode libertar a VMT e melhorar a visão e a estrutura anatómica.

**DME não central**

O tratamento do EMD não central, especialmente quando preenche os critérios do CSME (Figuras 6 e 7), pode atrasar a progressão do EMD e estabilizar a visão, uma vez que os estudos efectuados nestes doentes demonstraram que, normalmente, apresentam uma boa visão.

Tratamento aplicado, utilizando laser focal/grid guiado por FFA ou OCT, de acordo com a ETDRS, utilizando CW ou modo sp, para microaneurismas com fugas na área do edema. (13-14) O laser em modo sp pode produzir resultados semelhantes aos do laser CW, mas não causa cicatrizes maculares, pelo que tem um perfil mais seguro e pode ser repetido com segurança.

Nos casos em que o edema se resolve, deve ser feita uma avaliação a cada dois ou três meses, com controlo glicémico orientado para valores inferiores a HbA1C de 7,0% e controlo da pressão arterial.

Em caso de insucesso do tratamento, o laser deve ser repetido, mas se o edema estiver a ameaçar a fóvea e a visão, então o caso deve ser tratado como edema de envolvimento central.

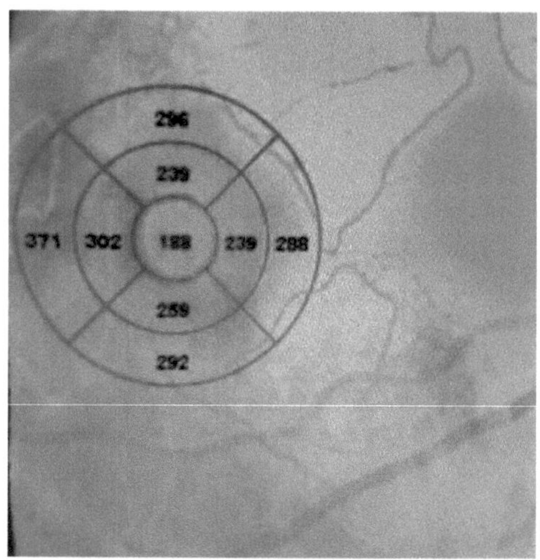

Figura 6 Mapa OCT para o CSME não central antes do tratamento com laser de modo espácio-temporal

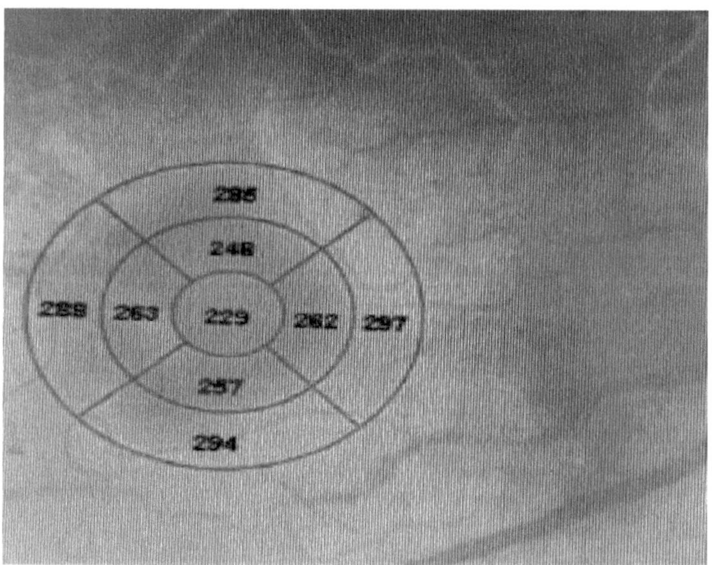

Figura 7 Mapa OCT para o mesmo doente 2 meses após o tratamento com laser em modo sp, mostrando a melhoria do CSME NÃO central; *o laser utilizado neste caso é o LIGHTlas 532nm fabricado pela LIGHTMED, utilizando o modo sp com um ciclo de funcionamento de 5%.*

**Central DME**

O EMD central com envolvimento foveal pode ser a apresentação mais comum na nossa prática clínica (Figuras 8 e 9) e pode ameaçar a visão. O nosso arsenal de tratamento para o EMD é enorme, com vários tipos de medicamentos (anti-VEGF e esteróides); no entanto, o nosso objetivo é escolher o tratamento ideal para o doente.

Quando a BCVA é 20/40 ou melhor, podem ser administradas injecções intravítreas mensais anti-VEGF, como o ranibizumab (Lucentis, Genentech, South San Francisco, CA) 0,3 mg ou o bevacizumab (Avastin, Genentech) 1,25 mg, como sugerido pelo Protocolo T da DRCR.net, que pode não ser menos eficaz do que o Aflibercept (Eylea, Regeneron, Tarrytown, NY) 2,0 mg. No entanto, o bevacizumab pode ser menos eficaz do que outros agentes quando o espessamento central da retina é superior a 400µm, embora continue a ser uma opção para iniciar o tratamento em casos de boa BCVA na linha de base.

Quando a BCVA é 20/50 ou pior, as injecções intravítreas mensais de Aflibercept 2,0 mg são indicadas porque o Aflibercept mostrou maior eficácia quando a visão está comprometida, como sugerido pelo Protocolo T. (15)

Quando o edema não tem mais de 400µm de espessura, o tratamento com laser pode ser iniciado imediatamente após a primeira injeção de anti-VEGF, porque o Protocolo I do DRCR.net (16) mostrou que, com laser imediato.

É preferível utilizar a AF ou a OCT como guia para o tratamento com laser modificado de acordo com o ETDRS, especialmente quando se utiliza o modo CW ou o laser de modo Sp, que pode ter um perfil mais seguro.

Se o EMD melhorar na OCT, ou/e a BCVA tiver melhorado após quatro injecções de anti-VEGF, então o doente pode ser reinjectado mensalmente até à resolução do EMD (15-18).

No entanto, se o CSME ainda estiver presente 24 semanas após o tratamento inicial, pode ser efectuado um laser focal/grid guiado por FA ou OCT (16-17) utilizando o modo CW ou sp (Figuras 10 e 11).

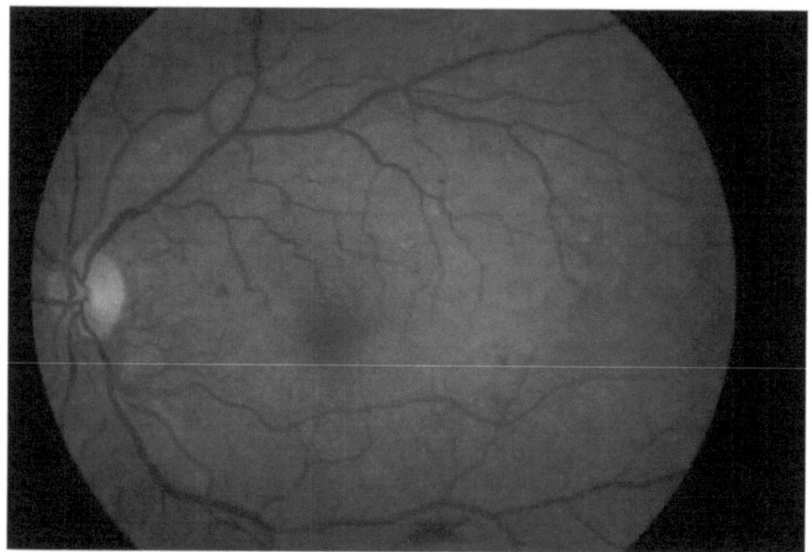

Figura 8. DME central com NPDR.

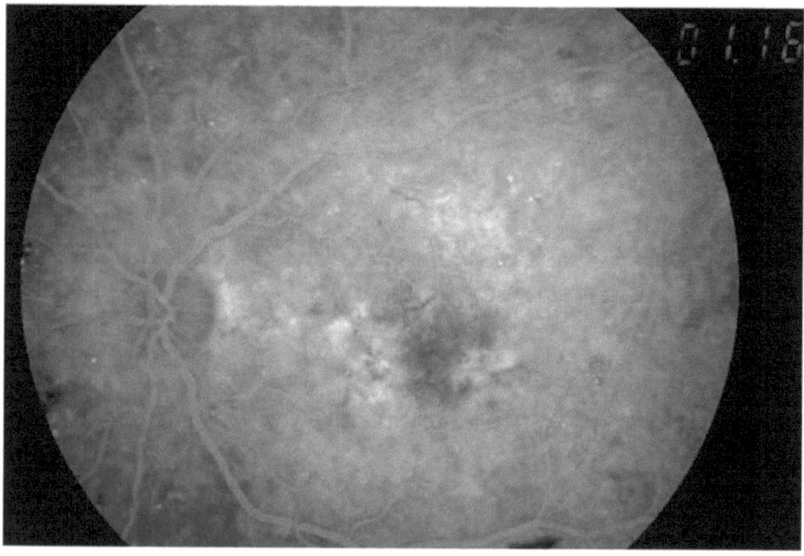

Figura 9. FA do mesmo paciente da Figura 8 mostrando vazamento envolvendo a FAZ.

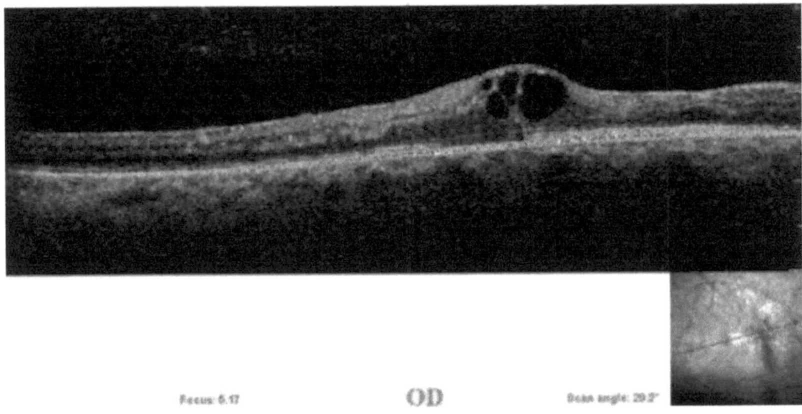



Figura 10. OCT mostra DME cístico central.

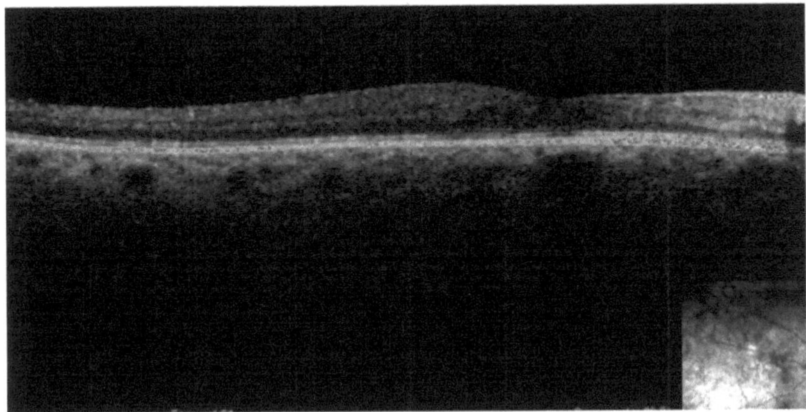

Figura 11. A OCT para o mesmo doente da Figura 10 mostra a resolução do EMD após quatro injecções de anti-VEGF

Quando o EMD estiver completamente resolvido (espessamento central da retina inferior a 250µm ou BCVA de 20/20 após duas injecções consecutivas), a avaliação deve ser realizada de quatro em quatro semanas utilizando OCT e testes de visão, recuando apenas em casos de agravamento do EMD.

A dosagem PRN pode ser um fardo para o doente, uma vez que exige visitas frequentes ao consultório para monitorizar o estado do DME e, se necessário, retirar o medicamento.

Existe outro método disponível para manter a visão estável e reduzir o peso das visitas frequentes ao consultório: tratar e prolongar (T&E), em que são efectuados testes de

OCT e de visão, juntamente com o tratamento, com intervalos prolongados até oito semanas.

Se a visão do doente se mantiver estável após estas oito semanas, o intervalo de tratamento é alargado para 12 semanas, mas a extensão do tempo não deve exceder três meses. Nos casos em que o edema se agrava, o tratamento é repetido mensalmente até se conseguir novamente um EMD estável após duas injecções consecutivas. A pressão arterial e o controlo glicémico devem ter como objetivo uma HbA1C <7,0% e uma pressão arterial sistólica inferior a 130.

**DME crónico**

O EMD crónico apresenta-se como um EMD de longa duração (geralmente mais de 1,5 anos), com um padrão difuso (Figuras 12 e 13). A OCT pode mostrar perda da camada de fotorreceptores.

O EMD crónico responde geralmente mal às injecções de anti-VEGF, uma vez que os mediadores inflamatórios são o principal fator do EMD.

Normalmente, se a resposta ao tratamento for subóptima com base na OCT (redução da espessura da retina inferior a 10%) e/ou na BCVA após seis injecções de anti-VEGF, então o EMD deve ser tratado como crónico e o plano de tratamento deve ser alterado para corticosteróides (Figuras 14 e 15), especialmente em edemas difusos e de longa duração.

Estudos como o MEAD(19) mostraram que um implante intravítreo de esteróides de dexametasona 0,7 mg (Ozurdex, Allergan, Irvine, CA), que pode ser eficaz até quatro meses para o EMD, tem um melhor perfil de segurança do que outros esteróides.

No entanto, continua a existir um risco de progressão da catarata e de glaucoma. Por conseguinte, é preferível que seja injectada em doentes pseudofácicos sem história de glaucoma.

Se o EMD ainda for recorrente, está indicada a reinjecção do implante de dexametasona, mas se forem necessários implantes repetidos num doente que não demonstrou qualquer risco de glaucoma, está indicado um implante intravítreo de fluocinolona acetonida 0,19 mg (Iluvien, Alimera, Alpharetta, GA; Retisert, Bausch + Lomb, Rochester, NY), uma vez que pode ser eficaz até 36 meses. O estudo FAME demonstrou (20) que o implante intravítreo de fluocinolona 0,19 mg pode apresentar melhoria da BCVA até 36 meses.

O implante intravítreo de fluocinolona acetonida provoca a formação de cataratas, pelo que pode ser tratado com facoemulsificação e implantação de lentes intra-oculares.

Outros esteróides, como o acetonido de triancinolona intravítreo, também são utilizados no EMD crónico, mas têm efeitos a curto prazo com um risco de progressão da catarata e glaucoma, como demonstrou o estudo TADMO (21). A triancinolona pode ser eficaz na redução do edema macular nos casos refractários que não respondem à terapia laser.

Nos casos de EMD recalcitrante em que os esteróides têm uma resposta subóptima, um tratamento combinado recomendado com esteróides e anti-VEGF ou terapia laser pode ajudar a gerir o EMD recalcitrante

Por exemplo, se o EMD crónico tiver sido tratado com um implante intravítreo de dexametasona, mas o edema persistir, pode ser administrada uma injeção intravítrea de AntiVEGF. Se tiver sido utilizado um implante intravítreo de acetonido de fluocinolona de 0,19 mg, pode ser utilizado um laser de modo espiral ou um AntiVEGF em combinação para resolver o EMD (Figura 16).

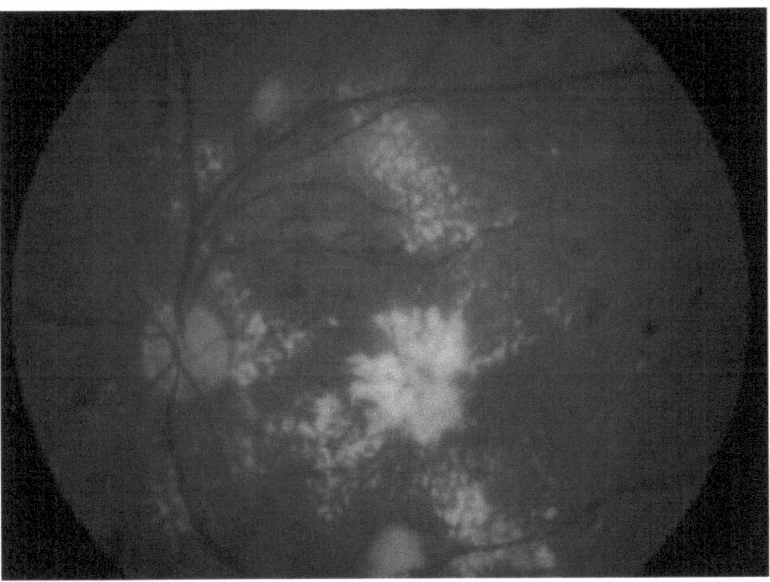

Figura 12. CSME difuso com NPDR muito grave e sinais de cicatrizes de laser.

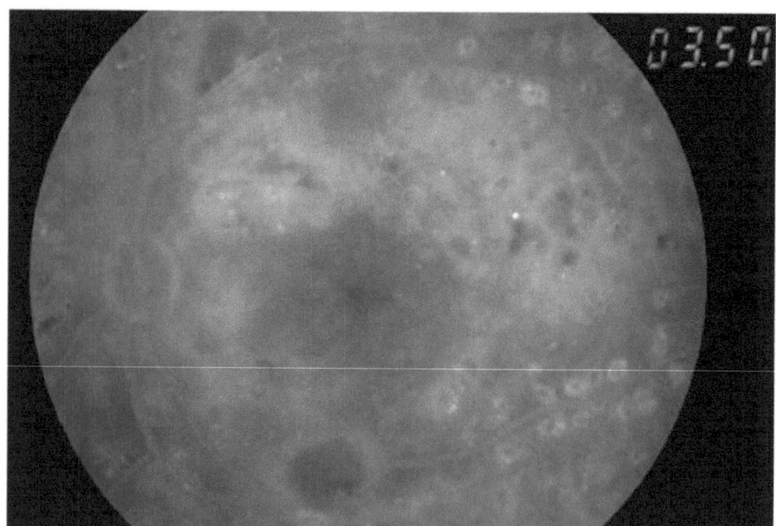

Figura 13. A AF mostra uma fuga difusa na área macular com áreas de não perfusão na periferia.

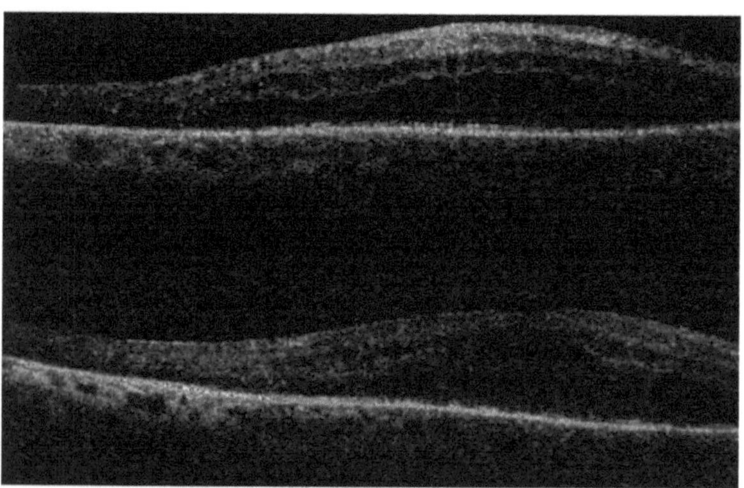

Figura 14 Imagem superior, EMD difuso na apresentação com BCVA 20/200 Imagem inferior, o mesmo doente após 4 injecções de bevacizumab, mostrando uma resposta fraca ao bevacizumab sem melhoria da visão

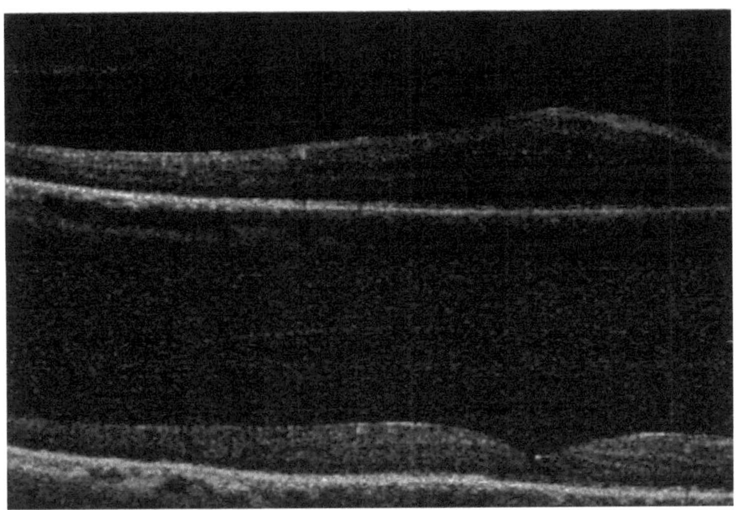

Figura 15 O mesmo doente da figura 14 após a mudança de tratamento, a imagem superior mostra uma resposta subóptima a 2 injecções de aflibercept sem melhoria da visão, a imagem inferior mostra que o mesmo doente após a injeção intravítrea de um implante intravítreo de dexametasona apresenta uma melhoria do EMD com uma melhoria da BCVA para 20/40

## QUANDO MUDAR DE TRATAMENTO

Quando um doente com antecedentes de glaucoma apresenta falta de resposta a um determinado agente anti-VEGF, a mudança do agente anti-VEGF pode ter algum efeito, especialmente quando se muda de bevacizumab ou Ranibizumab para Aflibercept, porque este último pode ter melhor afinidade e menor risco de taquifilaxia. No entanto, se houver risco de AVC, pode justificar-se a utilização de Ranibizumab (0,3 mg) devido ao seu perfil mais seguro.

Quando um doente não responde ao tratamento com anti-VEGF, pode ser administrado um implante intravítreo de esteroide de dexametasona 0,7 mg. Além disso, como mencionado acima, se não houver risco de glaucoma induzido por esteróides e se forem necessárias múltiplas injecções, a mudança para um implante intravítreo de fluocinolona 0,19 mg pode melhorar a BCVA até 36 meses.

## MAIS UMA COISA

Existem situações especiais que requerem considerações especiais, como os doentes com EMD que planeiam ser submetidos a facoemulsificação. Estudos, como o

Protocolo Q do DRCR.net,(22) mostraram que o EMD após a remoção da catarata pode piorar, pelo que é preferível tratar o EMD antes da remoção da catarata com um acompanhamento rigoroso, até 4 meses após a cirurgia, para monitorizar qualquer recidiva do EMD.

Nos casos de EMD com RDP, o tratamento com anti-VEGF pode ser efectuado e a fotocoagulação pan-retiniana pode ser adiada nos casos de má adesão ou de tratamento incorreto, tal como sugerido no Protocolo S da DRCR.net.(23) O anti-VEGF deve ser utilizado com precaução nos casos de tração fibrovascular que ameacem a mácula e, nestes casos, pode estar indicada a vitrectomia pars plana.

Nos casos de EMD em mulheres grávidas, o tratamento é ligeiramente diferente: nos casos ligeiros, a observação será suficiente, ou a aplicação de laser nos casos de edema mais proeminente, sendo os esteróides intravítreos indicados nos casos difusos e graves, mas é necessário discutir com a doente os riscos e os benefícios dos esteróides. O anti-VEGF intravítreo não tem riscos comprovados para a mulher grávida ou para o feto, mas deve continuar a ser a última opção.

## CONCLUSÕES

O edema macular diabético causa perda de visão de início precoce, o que pode levar a resultados negativos. Está disponível um vasto espetro de tratamentos com vários mecanismos patológicos, como o VEGF, a inflamação, a isquemia ou as anomalias da interface vítreo-retiniana. É obrigatório excluir a maculopatia diabética isquémica em doentes com retina descaracterizada e BCVA deficiente utilizando a AF.

As abordagens de tratamento podem variar consoante o tipo de EMD. Enquanto uma anomalia da interface vitreomacular pode exigir uma vitrectomia via pars plana com descamação da MI, um edema não central pode exigir apenas o tratamento com laser e um acompanhamento rigoroso, enquanto o edema central é tratado com anti-VEGF intravítreo no EMD não crónico e o EMD crónico exige a utilização de esteróides intravítreos.

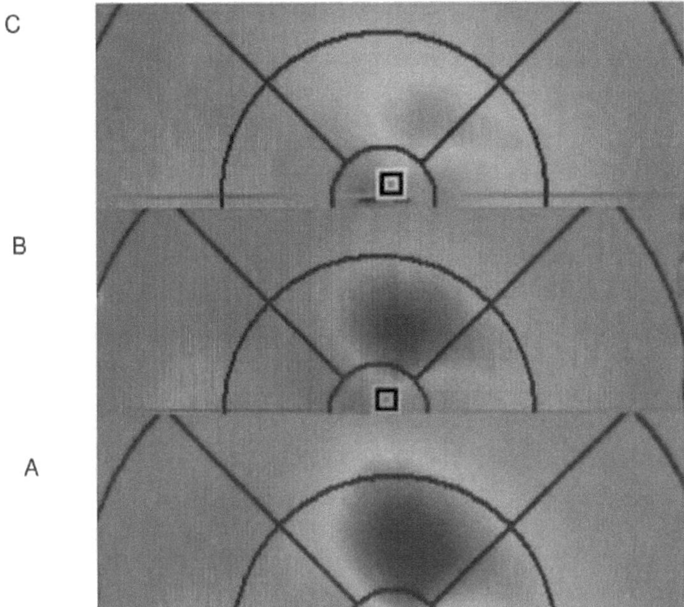

Figura 16. Recorrência de EMD apesar do tratamento com um implante intravítreo de corticosteroide (A). Três meses após a aplicação do laser SDM (B). Seis meses após a aplicação do laser SDM (C). Imagens cortesia de Charles Mayron, MD, FACS, Capital Retina Associates, Latham N.Y.

## AGRADECIMENTOS

Esta secção é uma versão reproduzida e actualizada do artigo original publicado pelo autor na revista *Retinal Physician, Volume: 13, Issue: abril 2016, página(s): 50, 52-57*

## REFERÊNCIAS

1. Congdon NG, Friedman DS, Lietman T. Causas importantes de deficiência visual no mundo atual. JAMA. 2003;290:2057-2060.

2. Fenwick EK, Pesudovs K, Khadka J, et al. O impacto da retinopatia diabética na qualidade de vida: resultados qualitativos do desenvolvimento de um banco de itens projeto. Qual Life Res. 2012;21:1771-1782.

3. Romero-Aroca P. Targeting the pathophysiology of diabetic macular edema. Diabetes Care. 2010;33:2484-2485.

4. Jonas JB, Jonas RA, Neumaier M, Findeisen P. Concentração de citocinas no humor aquoso de olhos com edema macular diabético. Retina. 2012;32:2150-2157.

5. Sebag J, Buckingham B, Charles MA, Reiser K. Anomalias bioquímicas no vítreo de humanos com retinopatia diabética proliferativa. Arch Ophthalmol. 1992;110:1472-1476.

6. Jumper JM, Embabi SN, Toth CA, McCuen BW II, Hatchell DL. Electron immunocytochemical analysis of posterior hyaloid associated with diabetic macular edema. Retina. 2000;20:63-68.

7. Kaiser PK, Riemann CD, Sears JE, Lewis H. Descolamento de tração macular e edema macular diabético associados à tração hialoidal posterior. Am J Ophthalmol. 2001;131:44-49.

8. Faulborn J, Bowald S. Microproliferações na retinopatia diabética proliferativa e a sua relação com o vítreo: estudos correspondentes de microscopia de luz e eletrónica. Graefes Arch Clin Exp Ophthalmol. 1985;223:130- 138.

9. Kinyoun J, Barton F, Fisher M, Hubbard L, Aiello L, Ferris F 3rd. Deteção de edema macular diabético. Ophthalmoscopy versus photography-Early Treatment Diabetic Retinopathy Study Report Number 5. O Grupo de Investigação ETDRS. Ophthalmology. 1989;96:746-750; discussão 750-751.

10. Sebag J, Balazs EA. Patogénese do edema macular cistoide: uma análise anatómica consideração das aderências vítreo-retinianas. Surv Ophthalmol. 1984;28(Suppl): 493-498.

11. Kwok AK, Lai TY, Yuen KS. Cirurgia da membrana epirretiniana com ou sem descamação da membrana limitante. Clin Exp Ophthalmol. 2005;33:379-385.

12. Comité de redação da Rede de Investigação Clínica da Retinopatia Diabética; Haller JA, Qin H, Apte RS, et al. Resultados da vitrectomia em olhos com edema macular diabético e tração vitreomacular. Ophthalmology. 2010;117:1087- 1093.

13. Luttrull JK, Musch DC, Mainster MA. Fotocoagulação por micropulso de díodo

sublimiar para o tratamento de edema macular diabético clinicamente significativo. Br J Ophthalmol. 2005;89:74-80.

14.  Scott IU, Danis RP, Bressler SB, et al; Investigação Clínica da Retinopatia Diabética

Rede. Efeito da fotocoagulação focal/grid na acuidade visual e no espessamento da retina em olhos com edema macular diabético não centrado.

Retina. 2009;29:613-617.

15.  Rede de Investigação Clínica em Retinopatia Diabética; Wells JA, Glassman AR, Ayala AR, et al. Aflibercept, bevacizumab, ou ranibizumab para o tratamento da maculopatia diabética

edema. N Engl J Med. 2015;372:1193-1203.

16.  Rede de Investigação Clínica da Retinopatia Diabética; Elman MJ, Aiello LP, Beck

RW, et al. Ensaio aleatório que avaliou o ranibizumab mais laser imediato ou diferido ou triancinolona mais laser imediato para o edema macular diabético. Ophthalmology. 2010;117:1064-1077.

17.  Nguyen QD, Brown DM, Marcus DM, et al; Grupo de Investigação RISE e RIDE.

Ranibizumab para o edema macular diabético: resultados de 2 ensaios aleatórios de fase III: RISE e RIDE. Ophthalmology. 2012;119:789-801.

18.  Korobelnik JF, Do DV, Schmidt-Erfurth U, et al. Aflibercept intravítreo para o edema macular diabético. Ophthalmology. 2014;121:2247-2254.

19.  Boyer DS, Yoon YH, Belfort R Jr, et al; Grupo de Estudo Ozurdex MEAD. Três anos,

ensaio aleatório, controlado por simulação, do implante intravítreo de dexametasona em doentes com edema macular diabético. 2014;121:1904-1914.

20.  Campochiaro PA, Brown DM, Pearson A, et al; Grupo de Estudo FAME. Longo prazo

benefício dos insertos vítreos de acetonido de fluocinolona de administração sustentada no edema macular diabético. Ophthalmology. 2011;118:626-635.

21. Gillies MC, Sutter FK, Simpson JM, Larsson J, Ali H, Zhu M. Intravitreal triamcinolone for refractory diabetic macular edema: two-year results of a double-

masked, placebo-controlled, randomized clinical trial. Ophthalmology. 2006;113:1533-1538.

22. Rede de Investigação Clínica da Retinopatia Diabética Autores/Comité de redação;

Baker CW, Almukhtar T, Bressler NM, et al. Edema macular após cirurgia de catarata em olhos sem edema macular diabético pré-operatório com envolvimento central. JAMA Ophthalmol. 2013;131:870-879

23. Comité de redação da Rede de Investigação Clínica da Retinopatia Diabética;

Gross JG, Glassman AR, Jampol LM, et al. Fotocoagulação panretiniana vs ranibizumab intravítreo para retinopatia diabética proliferativa: um ensaio clínico aleatório. JAMA. 2015;314:2137-2146.

## Retinopatia diabética

Na ausência de edema macular diabético, a retinopatia diabética pode ser assintomática nas fases iniciais (na fase não proliferativa), mas pode causar cegueira nas fases tardias devido a complicações da retinopatia diabética proliferativa, como a hemorragia vítrea ou o descolamento traccional da retina (DTR), o que pode levar a maus resultados sociais (1).

É essencial acompanhar os doentes nas fases iniciais e proceder a um tratamento imediato sempre que se apresentem sinais de alto risco para evitar a cegueira, juntamente com o controlo da glicemia e da pressão arterial (2)(3).

## PATOLOGIA

Retinopatia diabética não proliferativa (RDNP):

A principal e primeira caraterística da NPDR são os microaneurismas, que são bolsas hipercelulares salientes nas paredes dos capilares e variam em tamanho entre 20-100 microns, onde os eritrócitos e o trombo podem aglutinar-se e provocar mais danos no capilar, nos pericitos e no endotélio.

Este processo é regido pelo metabolismo e pelo microambiente da retina, sendo que quanto maior o número de microaneurismas, maior a progressão da retinopatia (4).

Outras caraterísticas do NPDR são:

-Manchas de lã de algodão, que são depósitos neurais e extremidades inchadas da RNFL (camada de fibras nervosas da retina) formando corpos císticos devido a alterações isquémicas ao longo da RNFL

-O cordão venoso, a tortuosidade e o looping são sinais de isquemia e podem preceder a fase proliferativa.

-Anomalias microvasculares intrarretinianas (IRMA), que surgem normalmente junto à hipoperfusão da retina e são uma derivação que vai das arteríolas da retina para as vénulas, contornando o leito capilar.

Proliferar a retinopatia diabética (PDR):

O processo PDR desenrola-se em três fases:

-Estágio inicial: Quando a retina atinge o estado de isquemia relativa, uma proteína chamada fator de crescimento endotelial vascular (VEGF) regula-se e, em última análise, desencadeia o processo de neovascularização.

Nesta fase, os estudos demonstraram que o nível de concentração de VEGF no vítreo é elevado (5), o que, em termos clínicos, pode aparecer como áreas de hipoperfusão na angiografia fluoresceínica (AF), justificando-se a aplicação de laser nestas áreas, especialmente nos casos de doentes com fraca adesão ou controlo glicémico.

A fase proliferativa: quando o processo de angiogénese é ativado, começam a formar-se novos vasos que dificilmente se observam nas fases iniciais, mas à medida que o processo evolui, o diâmetro do novo vaso começa a aumentar até atingir o diâmetro de 1/8 ou ¼ de uma veia principal da retina (6).

Os novos vasos crescem normalmente num padrão radial para formar uma rede que faz parte de uma roda de transporte ou os novos vasos podem ser irregulares e normalmente os novos vasos drenam para uma veia.

O crescimento de um novo vaso é imprevisível, podendo ser rápido (semanas) ou lento (meses), uma vez que um novo vaso pode crescer de forma plana na retina ou elevado em direção ao vítreo, podendo invadir o espaço potencial entre a hialoide posterior e a retina interna.

A neovascularização pode crescer para as lamelas posteriores do vítreo cortical, o neovaso tem um aspeto desnudado nas fases iniciais, mas nas fases posteriores um tecido fibroso branco torna-se proeminente.

-A fase de regressão: Nesta fase, o calibre dos novos vasos começa a diminuir de tamanho e a bainha e o tecido fibroso serão mais proeminentes.

O descolamento traccional da retina (DTR) pode ocorrer em resultado da contração do vítreo posterior nas áreas de adesão do tecido fibrovascular (7), enquanto a hemorragia vítrea pode ser induzida por hemorragia espontânea de novos vasos e/ou pela contração do tecido fibrovascular, o que aumenta o stress dos novos vasos frágeis (8).

## CLASSIFICAÇÃO

*Retinopatia diabética não proliferativa (RDNP):*

- NPDR ligeira: presença de um ou mais microaneurismas (Figura 1)

- NPDR moderada: Presença de micro-aneurismas, exsudados duros, manchas de algodão e/ou gotas venosas num quadrante (Figura 2)

- NPDR grave: presença de uma das seguintes caraterísticas: hemorragias intra-retinianas difusas e microaneurismas em quatro quadrantes, gota venosa em dois quadrantes ou IRMA num quadrante (Figura 3)

- NPDR muito grave: duas ou mais caraterísticas de NPDR grave (Figura 4)

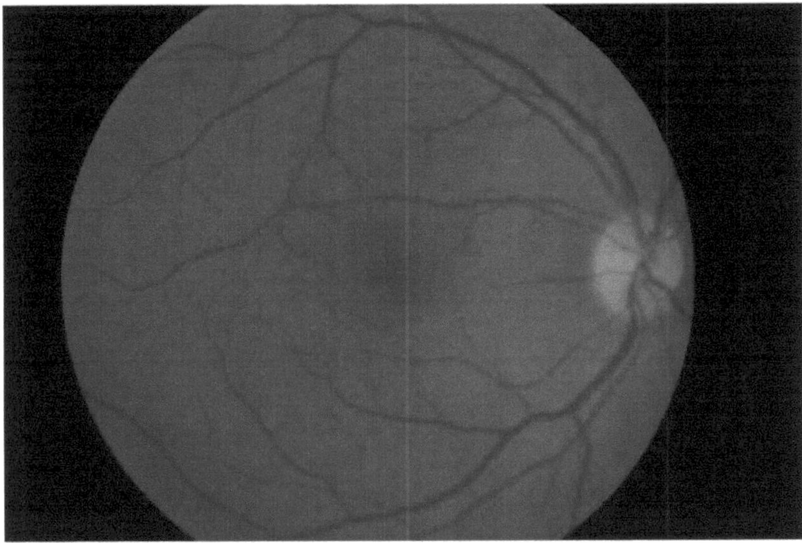

Figura 1 A retinopatia diabética com presença apenas de microaneurismas é uma caraterística da RDPN ligeira

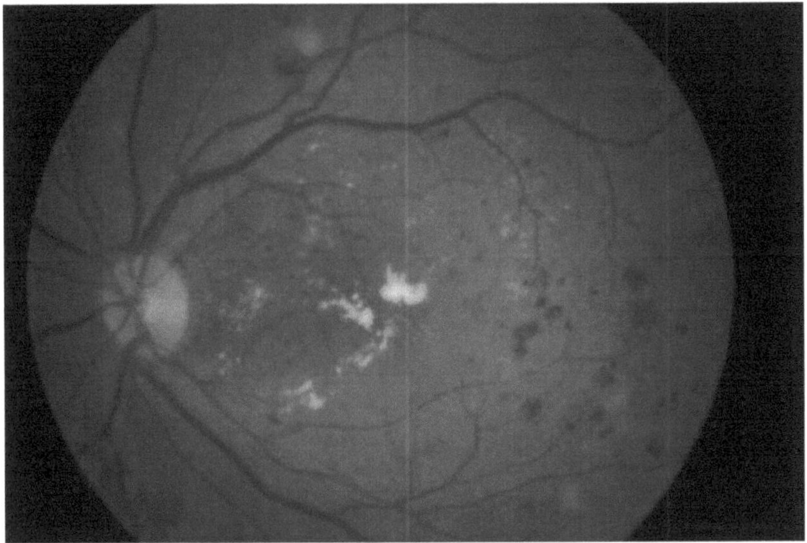

Figura 2 A retinopatia diabética com presença de manchas de algodão, exsudados

duros, microaneurismas e hemorragias pontuais são caraterísticas da RND moderada com edema macular clinicamente significativo

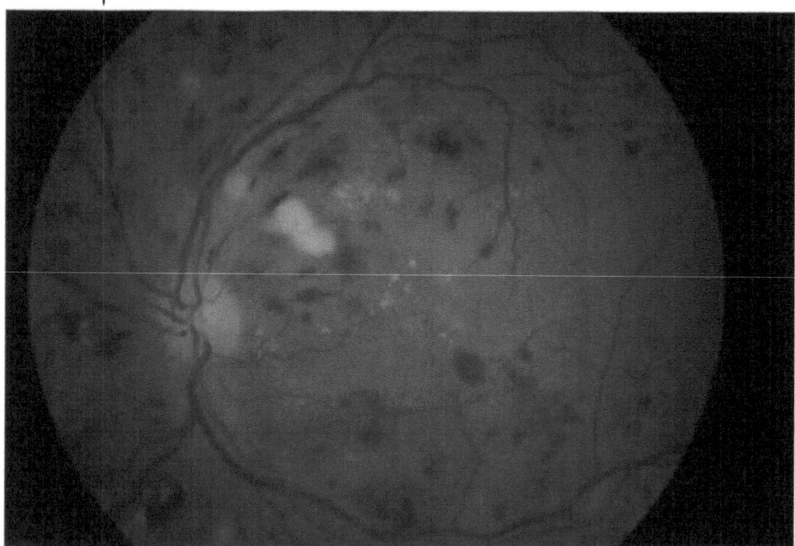

Figura 3 Retinopatia diabética com hemorragias intra-retinianas difusas e microaneurismas em quatro quadrantes são caraterísticas de RNDP grave com edema macular clinicamente significativo.

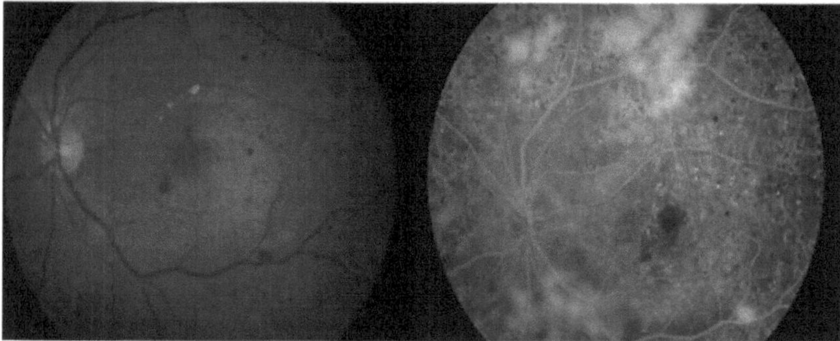

Figura 4: Retinopatia diabética com presença de IRMA em três quadrantes e gota venosa com exsudado duro na mácula com microaneurismas são caraterísticas de NPDR muito grave e sinais de cicatrizes de fotocoagulação laser.

*Retinopatia diabética proliferativa (PDR):*

- RDP precoce: Na presença de neovascularização ligeira, mas não corresponde às caraterísticas da RDP de alto risco (Figura 5)

• PDR de alto risco: na presença de um dos seguintes factores

*J* NVD com hemorragia vítrea ou pré-retiniana (Figura 6)

*J* NVD (pelo menos 1/3 da área do disco) sem hemorragia vítrea ou pré-retiniana

*J* NVE 1/2 área de disco com hemorragia vítrea ou pré-retiniana

OU 3 das seguintes opções

J Hemorragia vítrea ou/e pré-retiniana

J NVE moderada a grave

J Neovascularização perto do disco ótico

J Presença de neovasos

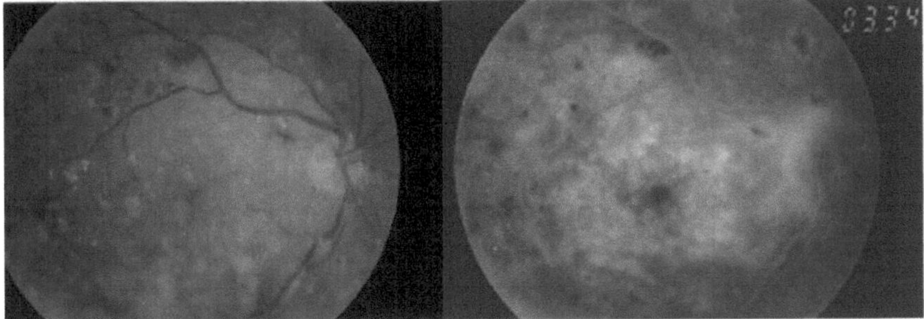

Figura 5 A retinopatia diabética com presença de neovascularização ligeira no disco ótico é uma caraterística da PDR inicial com hialóides asteróides na FFA. A fase tardia mostra edema macular clinicamente significativo com fuga de NVD.

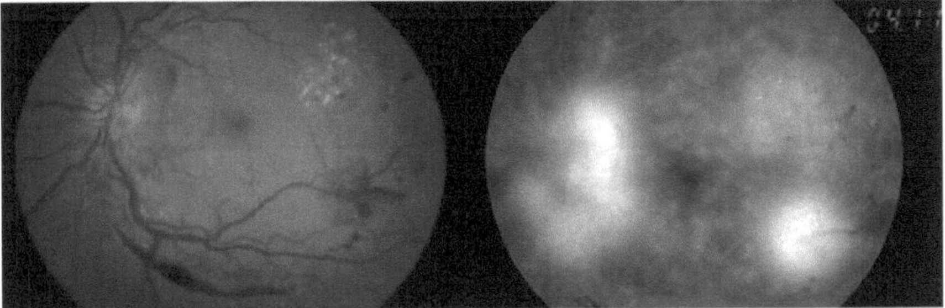

Figura 6 A retinopatia diabética com presença de NVD grave e NVE com hemorragia pré-retiniana são caraterísticas de PDR de alto risco, o FFA mostra fuga de NVD e

NVE com edema macular clinicamente significativo.

• PDR avançada: Na presença dos seguintes elementos:

*J* Rubeose iridis

*J* Proliferação fibrovascular progressiva (Figura 7)

J Descolamento traccional da retina

J Proliferação fibrovascular da hialoide anterior

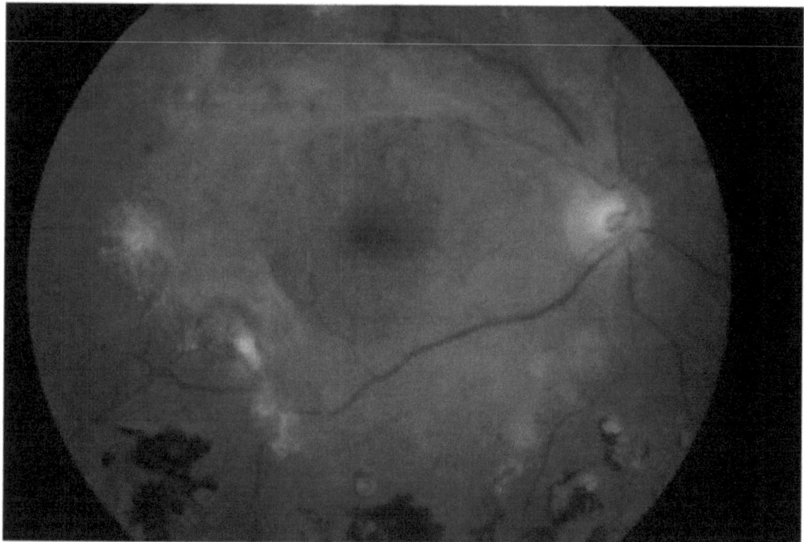

Figura 7 A retinopatia diabética com tecido fibrovascular progressivo é uma caraterística da PDR avançada com sinais de cicatrizes de laser.

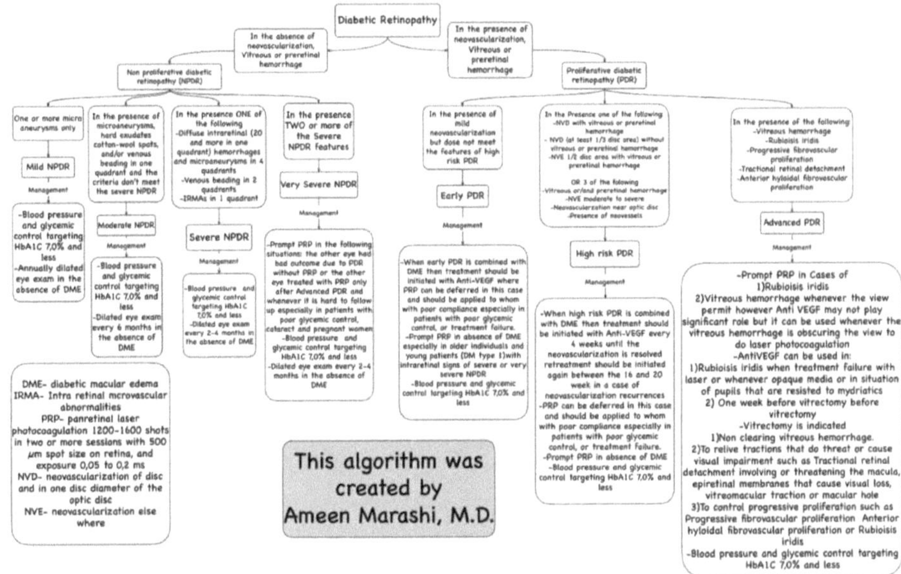


## GESTÃO DA NPDR

O principal objetivo da gestão da RDNP é retardar a progressão da RD (retinopatia diabética) e tratar qualquer edema macular subsequente clinicamente significativo.

A deteção precoce da RD com um acompanhamento rigoroso e um tratamento imediato, quando indicado, pode conduzir a resultados favoráveis, pelo que, nos casos de diabetes mellitus (DM) de tipo um, o rastreio da RD deve ser iniciado entre 3 a 5 anos após o início da doença, enquanto o rastreio da RD no caso da DM de tipo dois deve começar imediatamente após o diagnóstico.

Deve ter-se em conta que a DM de tipo um tem pior prognóstico do que a de tipo dois e que quanto mais longa for a duração da diabetes, maior será a probabilidade de encontrar uma maior progressão da retinopatia (9) (10).

Uma das principais caraterísticas da gestão da RDNL é o controlo glicémico, que pode ser monitorizado utilizando a HbA1C, que deve ser mantida abaixo dos 7% e deve ser reduzida o mais rapidamente possível e de forma segura nos casos em que a HbA1C é superior a 7%, e monitorizar a pressão arterial (11), uma vez que a normalização da HbA1C e da pressão arterial pode retardar a progressão da RD.

Por conseguinte, os doentes devem compreender o seguinte:

1) A importância da HbA1C e do controlo da pressão arterial: a HbA1C deve ser repetida de três em três meses e a sua redução deve ser acompanhada do controlo da pressão arterial (12), que deve ser efectuado sob a supervisão de um endocrinologista ou internista.

2) Quando a RD se desenvolve, a HbA1C deve manter-se inferior a 7% e a pressão arterial sistólica deve manter-se abaixo dos 130 mmHg.

**NPDR ligeira a moderada**

Nas fases iniciais, a NPDR requer apenas monitorização, juntamente com um bom controlo glicémico e da pressão arterial, o que pode ser suficiente para reduzir a perda visual, uma vez que o United Kingdom Prospective Diabetes Study (13) demonstrou uma redução do risco de desenvolvimento de RD em 34% com um controlo glicémico intensivo.

Nesta fase, justifica-se o tratamento do edema macular clinicamente significativo, caso se apresente (Figura 9).

As NPDR requerem um acompanhamento dos doentes que pode variar entre um ano e seis meses nos casos ligeiros e moderados.

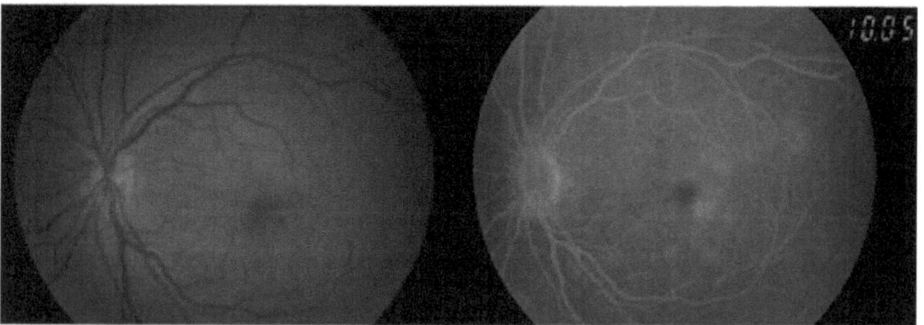

Figura 9 Retinopatia diabética com presença de microaneurismas apenas, mas a AFF mostra uma fuga tardia de microaneurismas que caracteriza um edema macular clinicamente significativo

**NPDR grave e muito grave**

Nos casos graves de NPDR, é necessário um acompanhamento rigoroso de três em três ou de dois em dois meses, ao passo que nos casos muito graves de NPDR pode ser indicada a fotocoagulação a laser Pan (PRP) (14) em casos selecionados, tais como

1) O outro olho teve um mau resultado devido à PDR sem PRP.

2) O outro olho foi tratado com PRP apenas após PDR avançada.

3) Sempre que é difícil fazer o acompanhamento, especialmente em doentes com mau controlo glicémico, cataratas e mulheres grávidas.

## GESTÃO DA PDR

A presença de neovascularização, hemorragia vítrea ou pré-retiniana são sinais de proliferação em resposta à isquémia da retina.

O tratamento deve ter como objetivo a prevenção de complicações que podem levar à perda de visão, como o descolamento traccional da retina. Os tratamentos podem variar entre PRP, Anti VEGF e vitrectomia pars plana, dependendo da fase da PDR e da presença de edema macular e, tal como na NPDR, o controlo glicémico e da pressão arterial são essenciais em todas as fases da PDR.

### PDR precoce

Quando a PDR precoce está associada a edema macular diabético (Figura 5), o tratamento deve ser iniciado com Anti-VEGF e, após três injecções de Anti-VEGF, deve ser efectuada uma avaliação da PDR; se a neovascularização tiver regredido, o tratamento pode ser continuado para tratar o edema macular.

O PRP pode ser diferido neste caso e deve ser aplicado a quem tem uma má adesão, especialmente em doentes com um mau controlo glicémico ou com insucesso do tratamento.

O anti-VeGF demonstrou melhorar a visão em casos de PDR com edema macular diabético de base, como demonstrado no PROTOCOLO S da DRCR.net (15)

Marashi et al mostraram que o bevacizumab não é inferior ao PRP em termos de acuidade visual em casos de RDP e pode ser mais rentável em casos de RDP com EMD ligeiro a moderado (16)

Quando a PDR precoce não está associada a edema macular diabético, deve ser efectuada uma PRP, especialmente em doentes idosos e em doentes jovens com diabetes de tipo 1 com sinais intra-retinianos de NPDR grave ou muito grave, tal como recomendado pela ETDRS.

Pode ser utilizado um anti-VeGF, mas sem superioridade em relação ao PRP, como demonstrado no protocolo S da DRCR.net.

**PDR de alto risco**

Tal como na RDP inicial, o tratamento pode basear-se na presença de edema macular diabético na linha de base, ou seja, se houver edema macular diabético (Figura 6).

O Anti-VEGF deve ser a nossa primeira linha de tratamento, mas o tratamento com Anti-VEGF foi iniciado com três injecções de 4 em 4 semanas, se a neovascularização se resolver em 12 semanas, o tratamento é interrompido.

O retratamento deve ser iniciado novamente entre as 16 e as 20 semanas em caso de recidiva da neovascularização e o tratamento pode ser suspenso novamente sempre que a neovascularização regredir ou ficar estável após 2 injecções consecutivas.

O tratamento do EMD com AntiVEGF deve continuar apesar da regressão da RDP. No que diz respeito à escolha do AntiVEGF, o Aflibercept pode apresentar melhores resultados em termos de acuidade visual e de retinopatia diabética do que o Ranibizumab e o Bevacizumab nos casos de EMD espesso e com uma BCVA de base má, embora os três agentes possam ter a mesma eficácia no EMD com uma BCVA de base boa.

Na ausência de edema macular diabético, o PRP deve ser iniciado de imediato, tal como recomendado pela ETDRS e DRS, uma vez que o Anti VEGF não melhora a visão, tal como demonstrado no PROTOCOLO S da DRCR.net.

O PRP deve ser completado com 1-3 sessões de 1200-1600 queimaduras no laser convencional ou 1800-2400 queimaduras no laser de padrão automatizado.

Ao contrário da PDR precoce, a PDR de alto risco pode necessitar de um período de tratamento mais longo, com pior prognóstico e maior risco de perda visual.

É importante saber que o anti-VEGF pode reduzir as complicações relacionadas com a PDR e o laser, o que pode ter um melhor resultado visual do que o laser isolado e o tratamento combinado (laser + anti-VEGF).

Devido ao elevado preço do tratamento anti-VEGF, à sua conformidade e curta duração, o laser continua a desempenhar um papel importante no tratamento da RDP e é mais económico na ausência de EMD.

Na presença de tração que ameace a mácula, os anti-VeGF estão relativamente contra-indicados.

**PDR avançado**

Fotocoagulação laser pan-retiniana indicada na presença de tecido fibro-vascular com proliferação progressiva e neovascularização ativa sem tração que ameace a mácula ou cause deficiência visual, ou em casos de rubeosis iridis e hemorragia vítrea (Figura 10).

Sempre que houver uma hemorragia vítrea não clareadora ou um descolamento traccional da retina que ameace a mácula ou o buraco macular, está indicada a vitrectomia pars plana.

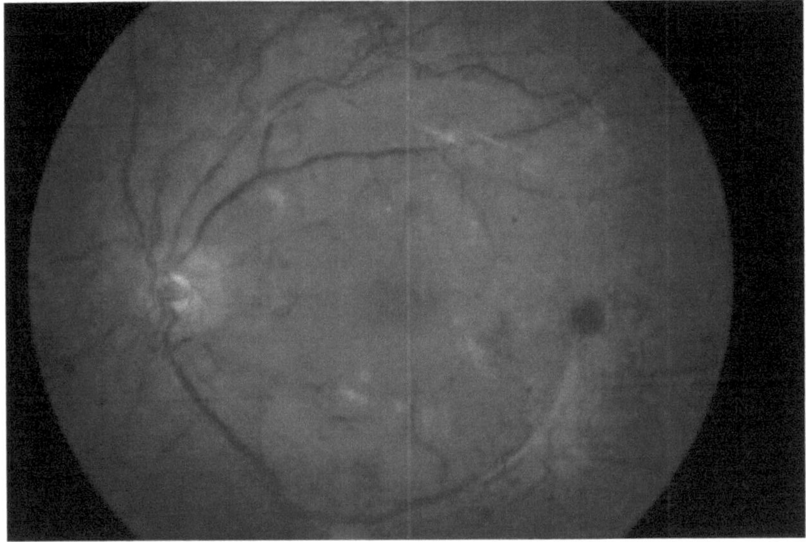

Figura 10 Proliferação progressiva e neovascularização ativa sem tração que ameace a mácula

## COMPLICAÇÕES DA RETINOPATIA DIABÉTICA

### Hemorragia vítrea

A perda de visão grave ocorre quando a RDP se complica com hemorragia vítrea e, sempre que a visão o permita (Figura 11), a fotocoagulação laser deve ser o tratamento principal, podendo a vitrectomia pars plana ser o tratamento de escolha nos casos de hemorragia vítrea não clareadora e quando a hemorragia vítrea se combina com descolamento traccional da retina.

A hemorragia vítrea desaparece frequentemente de forma espontânea nos casos ligeiros a moderados.

É essencial pedir um B-scan quando se abordam doentes com hemorragia vítrea diabética para excluir o descolamento traccional da retina.

*Fotocoagulação a laser:*

A depuração da hemorragia vítrea não é aumentada pelo PRP em si, mas o laser evitará novos eventos de hemorragia vítrea ao parar a proliferação de tecido fibrovascular e o laser evitará a progressão para o descolamento traccional da retina.

Nos casos de hemorragia recorrente, é necessário laser adicional, uma vez que ainda existe neovascularização ativa, mas se a hemorragia recorrente ocorrer pouco depois do PRP, não é necessário laser adicional, uma vez que a hemorragia resulta da contração do elemento fibrovascular.

*Anti VEGF:*

O Anti VEGF intravítreo pode levar a uma regressão rápida da neovascularização, mas o efeito dura pouco tempo e a neovascularização volta a ocorrer.

Alguns pequenos estudos clínicos mostraram que o Bevacizumab seguido de PRP pode resolver a hemorragia vítrea (17).

O Protocolo N da DRCR.net concluiu que tanto o braço intravítreo com solução salina (17%) como o braço com ranibizumab (12%) tiveram taxas mais baixas de vitrectomia em 16 semanas e que não há importância clínica do ranibizumab em relação à solução salina.

No entanto, os resultados a 4 meses mostraram que o braço do ranibizumab tinha um tempo de desobstrução mais rápido, mais taxas de conclusão do laser, menos hemorragias recorrentes e melhor acuidade visual, talvez devido à bioatividade anti-VeGF (18), mas no seguimento de 52 semanas ambos os braços mostraram a mesma segurança, taxas de vitrectomia e acuidade visual (19).

A injeção intravítrea de fluido pode induzir sinérese vítrea e descolamento da hialoide posterior, conduzindo assim a uma rápida eliminação da hemorragia vítrea.

O anti-VeGF pode não desempenhar um papel significativo no tratamento da hemorragia vítrea diabética, mas pode ser utilizado sempre que a hemorragia vítrea estiver a obscurecer a visão para efetuar a fotocoagulação com laser e, sempre que a visão permitir o tratamento com laser, deve ser iniciado o PRP.

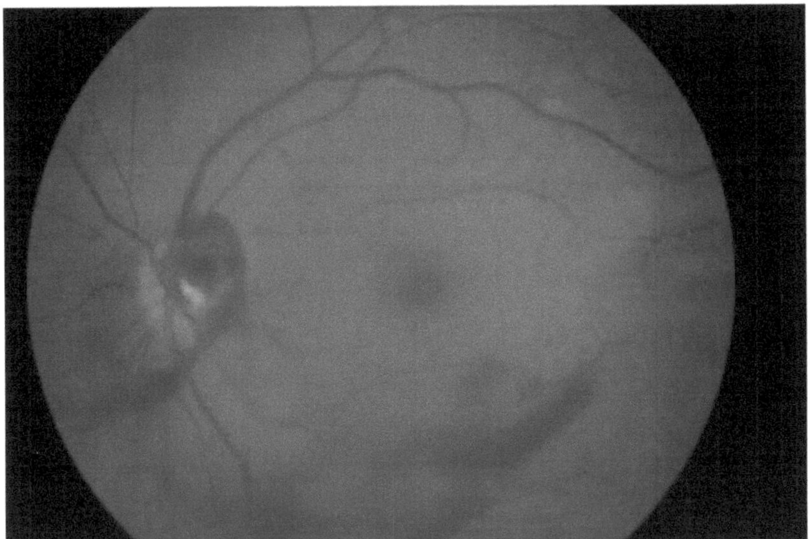

Figura 11: retinopatia diabética com hemorragia vítrea.

*Vitrectomia pars plana:*

Vitrectomia indicada sempre que a hemorragia não se resolve espontaneamente e sempre que a hemorragia se associa a um descolamento traccional da retina que ameaça a mácula.

Devido à melhoria das técnicas cirúrgicas, a vitrectomia pars plana tem uma menor taxa de inflamação e uma taxa de recuperação mais rápida com melhores resultados visuais (entre 20/4020/100) e anatómicos.

A vitrectomia via pars plana é indicada imediatamente (4 semanas) em caso de hemorragia vítrea não cicatrizante em doentes com diabetes de tipo um e glaucoma de células fantasma, apesar do tratamento médico máximo, enquanto na diabetes de tipo dois a vitrectomia via pars plana é indicada após 3-4 meses de hemorragia vítrea não cicatrizante.

A técnica de vitrectomia pars plana baseia-se na inserção transconjuntival de três portas de trocartes (23-25 gauge), em que a linha de infusão é inserida no quadrante temporal inferior, onde as outras portas são o cortador e o tubo de luz.

É efectuada uma vitrectomia central e, posteriormente, a separação da hialoide posterior, elevando a hialoide posterior até à ora, depois de cortar o vítreo sobre o pólo posterior e, em seguida, é efectuada a fotocoagulação pan retiniana endo laser.

As complicações pós-operatórias podem variar entre defeitos epiteliais e aumento da pressão intraocular, hemorragias recorrentes e descolamento regmatogénico da retina em resultado de lacerações da retina, principalmente devido à dissecção da membrana fibrovascular

A hemorragia precoce após vitrectomia pode resultar de:

* Hemostasia incompleta

* Lesões vasculares ou da retina.

* Hipotonia

* Remoção incompleta do vítreo periférico residual

A hemorragia tardia (3 meses) pode ser resultado de:

* Membrana fibrovascular residual

* Crescimento fibrovascular no local da esclerotomia

* Re-proliferação da retina e do corpo ciliar

No entanto, a hemorragia recorrente no pós-operatório precoce pode ser reduzida através da administração de AntiVEGF uma semana antes da cirurgia, com a obtenção de hemostase completa e a remoção do vítreo periférico, onde a ablação da retina periférica para a ora com laser ou crioterapia pode desempenhar um papel nas hemorragias tardias.

A abertura da cápsula posterior pode acelerar a eliminação da hemorragia através da malha trabecular, mas, neste caso, a pressão intraocular deve ser monitorizada de perto, estando indicada a repetição da cirurgia em situações de hemorragia não eliminada (20).

Em casos de hemorragia vítrea que necessite de vitrectomia pars plana combinada com cirurgia de catarata, pode ser efectuada primeiro uma facoemulsificação com implantação de LIO combinada com AntiVEGF e, em seguida, uma vitrectomia pars plana no prazo de um mês

Esta abordagem pode representar um encargo para o sistema de saúde e para o doente, em comparação com a faco e a vitrectomia combinadas, mas pode ajudar a tornar a PDR numa fase não ativa antes da vitrectomia, melhorar o resultado cirúrgico e reduzir as complicações intra-operatórias (21).

**Proliferação fibrovascular progressiva e descolamento traccional da retina:**

A proliferação progressiva causa perda de visão, uma vez que a fotocoagulação da retina nesta fase pode não ajudar e justifica-se a vitrectomia.

A DRVS sugeriu que as retinas com proliferação grave e intensidade moderada de neovascularização podem beneficiar da vitrectomia precoce. Outros factores podem desempenhar um papel no prognóstico pós-cirúrgico, como a fotocoagulação pan-retiniana prévia, a ausência de neovascularização na íris, o estado de perfusão da mácula ou as lacerações iatrogénicas da retina.

O descolamento tracional da retina ocorre devido à contração da adesão firme da membrana neovascular ao vítreo cortical, estando a vitrectomia indicada sempre que a tração ameace a mácula, envolva a mácula (Figura 12) ou esteja associada a um descolamento reumatogénico da retina.

Vários aspectos podem influenciar o sucesso da vitrectomia em casos de descolamento traccional da retina, tais como idade >50 anos, fotocoagulação pan-retiniana pré-operatória, acuidade visual superior a 5/200, neovascularização ligeira ou inexistente da íris e descolamento novo à medida que a retina se torna atrófica no descolamento crónico.

Nos casos combinados com descolamento de retina regmatogénico, a retina é geralmente convexa e estende-se até à ora serrata e a sua superfície contém linhas de hidratação, que são caraterísticas dos orifícios da retina.

*As anomalias da interface vítreo-macular* com tração vítreo-papilar, a membrana epiretiniana que provoca uma perda visual moderada e o buraco macular são indicações para a vitrectomia via pars plana com remoção da membrana.

Podem resultar de uma hemorragia pré-macular e de uma fotocoagulação extensiva da retina, ao contrário da membrana idiopática, a tração macular diabética tende a ter fixações focais na mácula com mais atividade proliferativa e são mais aderentes, o que pode causar cissuras traccionais.

A técnica de *vitrectomia pars plana* é a mesma que a mencionada anteriormente, mas nos casos de descolamento traccional da retina, é importante definir o estado da hialoide posterior pré-operatória, nos casos de separação completa da hialoide posterior, que pode ser incisada para permitir uma visão adequada da retina, em que a taxa de corte é mantida em níveis elevados, podendo o vácuo ser aumentado na vitrectomia central.

A endodiatermia é efectuada na fonte de hemorragia após a remoção do sangue e, em seguida, o endolaser é utilizado e, nos casos de membrana epiretiniana macular, é utilizado um corante para a remover juntamente com a remoção da ILM.

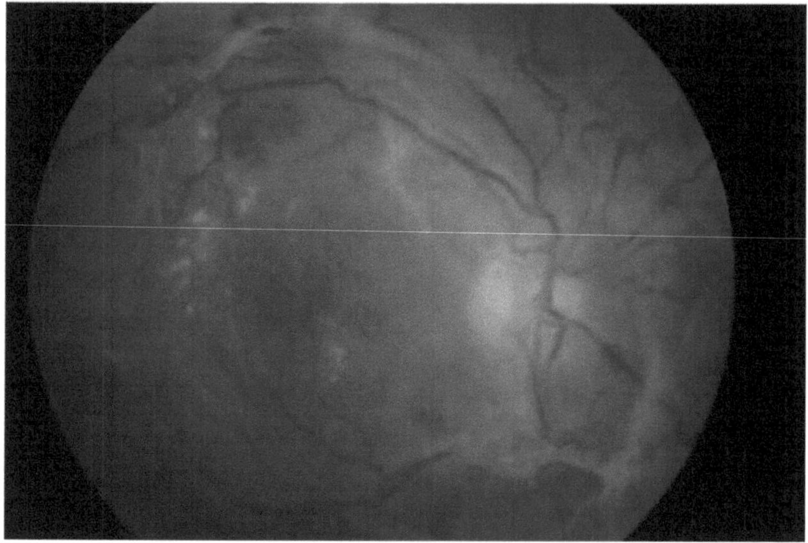

Figura 12 Retinopatia diabética com descolamento traccional da retina ameaçando a mácula com neovascularização ativa

Nos casos de separação incompleta da hialoide posterior, é efectuada uma vitrectomia central para permitir a visualização e, em seguida, a incisão.

Se a aderência da hialoide à retina estiver muito separada, é aplicada uma sucção suave para completar a separação da hialoide posterior, mas se a aderência for muito fina, é utilizada uma tesoura para fazer a delineação ou segmentação com a técnica em bloco, o tecido fibrovascular é removido com uma preensão suave para evitar hemorragias e formações de orifícios.

Para dissecar o tecido fibrovascular, é preferível utilizar uma pinça bimanual, ou uma micro pinça ILM numa mão e uma micro tesoura retiniana curva na outra mão, ou uma agulha de flauta de descarga posterior numa mão e uma agulha romba Atkinson na outra mão para aderências fibrovasculares mais pequenas, enquanto a fonte de luz pode ser fornecida por uma luz de candelabro (21)

Nos casos de adesão subtotal da hialoide posterior, é efectuada uma vitrectomia central e, em seguida, uma aspiração nas áreas onde a hialoide posterior está menos aderida

(normalmente em áreas de hemorragia sub-haloidal) se tal não for possível, pode ser efectuada uma incisão tecidular junto ao disco ótico utilizando um vitrector ou uma lâmina para alcançar o espaço sub-haloidal e, em seguida, a hialoide é levantada e o tecido fibrovascular é separado.

Em caso de hemorragia, a fonte de hemorragia deve ser cauterizada, a retina pode ser achatada com perfluorocarbono para efetuar um tratamento laser suficiente.

Nos casos combinados com descolamento de retina regmatogénico, é efectuada uma vitrectomia central e, em seguida, inicia-se a dissecção dos tecidos na parte aderente da retina, começando do centro para a periferia.

O perfluorocarbono pode ser utilizado em casos de retina não atrófica para aplanar o pólo posterior, a retinotomia é criada, se necessário, na periferia utilizando a diatermia para rasar o descolamento e, em seguida, todas as tracções em torno de rasgaduras ou orifícios da retina devem ser revividas antes de aplicar o tamponamento que, neste caso, deve ser utilizado óleo de silicone.

Pan laser endo fotocoagulação sempre realizada em todos os casos de vitrectomia diabética para regredir a neovascularização e fixar a retina através da criação de aderências em torno de rupturas retinianas, buracos e retinotomia, laser adicionado na periferia atingindo a ora serrata mesmo em casos de tratamento laser pré-excitante.

Após a troca de fluido e ar, pode ser utilizado um tamponamento, normalmente um tamponamento de gás, como 18% SF6 ou 14% C3F8, mas quando em casos graves, reoperação, viagens aéreas ou problemas de posicionamento, o óleo de silicone é utilizado como tamponamento e pode ser removido dentro de 3-6 meses.

**Rubeose iridis:**

É um sinal de doença em fase terminal e de mau prognóstico causado por retina isquémica devido a retinopatia diabética proliferativa avançada em que o tecido fibrovascular está a obstruir o ângulo

A rubeose iridiana apresenta-se normalmente como uma neovascularização da íris na margem pupilar, que pode crescer radialmente na superfície da íris em direção ao ângulo, e pode apresentar uma pressão intraocular elevada (glaucoma neovascular) que pode ser refractária à mediação tópica.

A terapêutica de primeira linha deve ser a fotocoagulação pan-retiniana extensa para regredir o estímulo da neovascularização, especialmente em olhos com visão útil. Nos casos de meios opacos, como a catarata ou a hemorragia vítrea, deve ser efectuada uma intervenção cirúrgica para permitir a realização da fotocoagulação pan-retiniana (Figura 13).

O Anti-VEGF intravítreo ou intracameral é utilizado apenas em olhos sem sinais de glaucoma neovascular, rede fibrovascular no ângulo ou PIO elevada no momento da apresentação, porque o Anti-VEGF provoca a contração da membrana fibrovascular no ângulo, o que, por sua vez, mantém a pressão intraocular elevada.

Por conseguinte, o Anti VEGF é utilizado em casos de insucesso do tratamento com laser, meios opacos ou em situações de pupilas que resistem aos midriáticos.

Nos casos de meios opacos, como a catarata ou a hemorragia vítrea, devem ser tratados cirurgicamente para permitir a realização de fotocoagulação pan-retiniana, uma vez que o anti-VEGF tem um efeito a curto prazo e pode ser repetido sempre que necessário, desde que a PIO esteja controlada e não haja sinais de encerramento do ângulo.

Por conseguinte, não se recomenda o tratamento de olhos com visão útil e rubeose iridiana com rede fibrovascular no ângulo ou PIO elevada com AntiVEGF, sendo estes casos melhor tratados com cirurgia do glaucoma antes de administrar AntiVEGF, porque o tratamento com AntiVEGF isolado pode exacerbar o glaucoma neovascular, apesar da rápida regressão da neovascularização, causando assim mais perda de visão

Em casos de rubeose iridis persistente, é efectuada uma vitrectomia para melhorar a perfusão da retina e diminuir a pressão intraocular, mas deve ser combinada com endociclofotocoagulação e fotocoagulação pan-retiniana. A vitrectomia deve ser considerada nas fases iniciais do glaucoma neovascular e não em casos avançados.

A cirurgia do glaucoma mais preferida nos casos de glaucoma neovascular ativo é a implantação de tubos de drenagem do glaucoma, como a válvula de Ahmed, uma vez que a cirurgia de filtração tem normalmente uma taxa de sucesso inferior, embora utilizando mitomicina

C ou 5-fluororacil; A cirurgia do glaucoma combinada com anti-VEGF pode melhorar o resultado.

Em casos avançados de glaucoma neovascular com olhos dolorosos e sem visão útil, a ciclodestruição utilizando a fotocoagulação com laser de díodo de ciclo infravermelho transescleral ou a ciclocrioterapia pode ser uma boa opção para baixar a pressão intraocular e aliviar a dor, mas com um risco de hipotonia e phthisis bulbi.

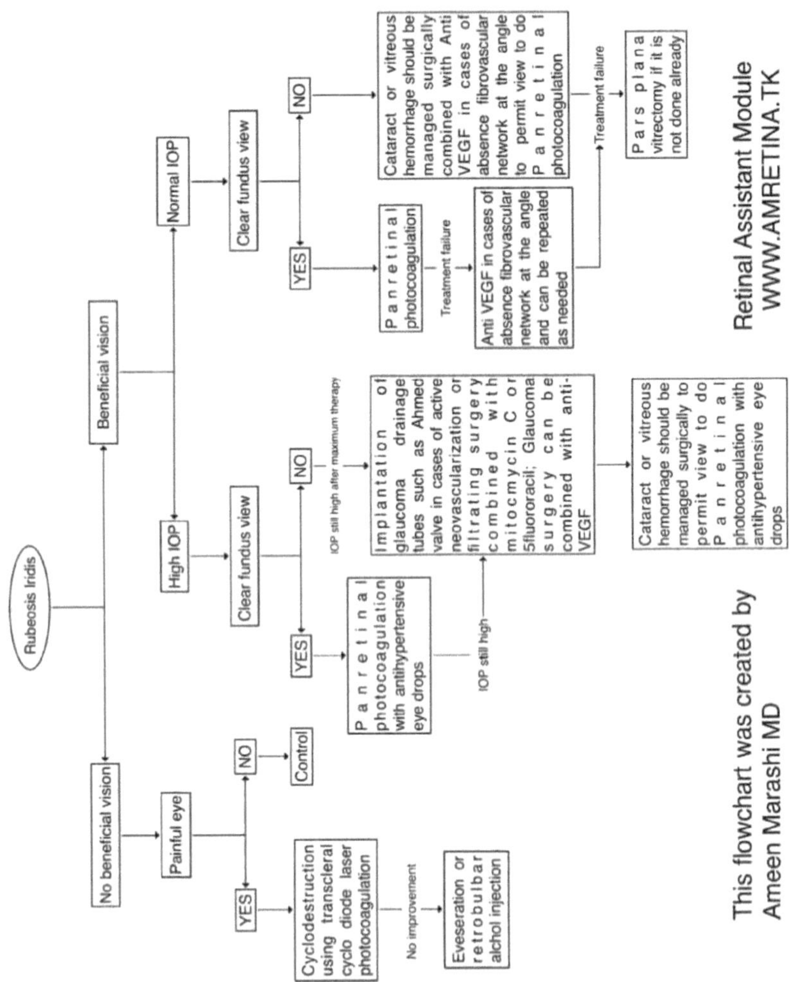


Figura 13 Algoritmo para o tratamento da Rubeose iridis criado por Ameen Marashi MD

## CONCLUSÕES

A retinopatia diabética pode causar perda de visão tardia devido a complicações da retinopatia diabética proliferativa, como a hemorragia vítrea e o descolamento traccional da retina.

Os microaneurismas são a marca distintiva da fase não-proliferativa, mas quando a retina atinge a fase de isquemia relativa, desencadeia o desenvolvimento de neovascularização, que progride para tecido fibrovascular que pode complicar a hemorragia vítrea e o descolamento traccional, pelo que a retinopatia diabética pode ser classificada como RDNP na ausência de neovascularização e como RDP na presença de neovascularização.

No tratamento da RDNP, o nosso principal objetivo é abrandar a progressão da retinopatia diabética, o que pode ser conseguido através do controlo da glicemia e da pressão arterial; a fotocoagulação laser pode ser indicada em casos selecionados, mas qualquer edema macular diabético subsequente deve ser tratado.

A gestão das fases iniciais da RDP visa prevenir complicações como a hemorragia vítrea e o descolamento traccional da retina; as opções de tratamento podem variar entre anti-VEGF na presença de edema macular diabético ou fotocoagulação pan-retiniana na ausência de edema macular diabético, sendo o controlo da glicemia e da pressão arterial essencial em todas as fases da RDP.

A hemorragia vítrea causa uma perda visual grave e a nossa terapia de primeira linha deve ser a fotocoagulação a laser sempre que a visão o permita. O anti-VeGF pode ter um efeito a curto prazo e pode não desempenhar um papel significativo no tratamento da hemorragia vítrea diabética, podendo ser utilizado sempre que a hemorragia vítrea esteja a obscurecer a visão para efetuar a fotocoagulação a laser.

No entanto, o Anti VEGF pode ser útil no pré-operatório, quando se prepara o doente para a vitrectomia, em casos de hemorragia não desobstruída.

Sempre que houver uma hemorragia vítrea não clareadora ou um descolamento traccional da retina que ameace a mácula ou o buraco macular, a vitrectomia pars plana é o tratamento de eleição.

**Recursos:**

1- Congdon NG, Friedman DS, Lietman T: Important causes of visual impairment in the world today. JAMA290:2057-2060, 2003

2- A pressão arterial elevada como fator de risco no desenvolvimento de retinopatia diabética em doentes com NIDDM

Masaki Ishihara, médico, Yaichiro Yukimura, médico, doutoramento, Toru Aizawa, médico, doutoramento, Takashi Yamada, médico, doutoramento, Ken Ohto, médico e Kunio Yoshizawa, médico, doutoramento

3- Screening for Diabetic Retinopathy (Rastreio da Retinopatia Diabética) - 2014 AAO Quality of Care Secretariat, Hoskins Center for Quality Eye Care

4- Klein R, Meuer SM, Moss SE, et al. Contagem de microaneurismas da retina e progressão de 10 anos da retinopatia diabética. Arch Ophthalmol 1995;113:1386-91.

5- Adamis AP, Miller JW, Bernal MT, et al. Aumento dos níveis do fator de crescimento endotelial vascular no vítreo de olhos com retinopatia diabética proliferativa.Am J Ophthalmol 1994;118:445-50.

6- Taylor E, Dobree JH. Retinopatia diabética proliferativa. Local e tamanho das lesões iniciais. Br J Ophthalmol 1970;54:11-8.

7- Davis MD. Contração do vítreo na retinopatia diabética proliferativa. Arch Ophthalmol 1965;74:741-51.

8- Hemorragia vítrea: Diagnosis and Treatment John P. Berdahl, MD, and Prithvi Mruthyunjaya, MDvEditado por Ingrid U. Scott, MD, MPH, e Sharon Fekrat, MD

9- Screening for Diabetic Retinopathy - 2014vAAO Quality of Care Secretariat, Hoskins Center for Quality Eye Care

10- Br J Ophthalmol 1997;81:218-222 doi:10.1136/bjo.81.3.218vArtigo original Prevalência da retinopatia diabética em doentes com diabetes mellitus diagnosticada após os 70 anos de idade M Cahilla,d, A Halleya, M Coddb, N O'Mearac, R Firthc, D Mooneyd, R W Achesona

11- Pressão arterial elevada como fator de risco no desenvolvimento de retinopatia diabética em doentes com DMNID Masaki Ishihara, médico, Yaichiro Yukimura, médico, doutor, Toru Aizawa, médico, doutor, Takashi Yamada, médico, doutor, Ken Ohto, médico e Kunio Yoshizawa, médico, doutor

12-N Engl J Med. 1993 Sep 30;329(14):977-86.

O efeito do tratamento intensivo da diabetes no desenvolvimento e progressão de complicações a longo prazo na diabetes mellitus dependente de insulina. Grupo de Investigação do Ensaio de Controlo e Complicações da Diabetes.

13-Grupo de Estudo Prospetivo da Diabetes do Reino Unido: Tight blood pressure control and risk of macrovascular and microvascular complications in type 2 diabetes: UKPDS 38. BMJ 317:708-713, 1998

Ophthalmology. 1991 May;98(5 Suppl):766-85.

14- Fotocoagulação precoce para a retinopatia diabética. Relatório ETDRS número 9. Grupo de Investigação do Estudo da Retinopatia Diabética de Tratamento Precoce.

15- 1. Rede de Investigação Clínica da Retinopatia Diabética. Fotocoagulação Panretiniana vs Ranibizumab Intravítreo para Retinopatia Diabética Proliferativa: A Randomized Trial. JAMA. 2015; 314(20):2137-2146. doi: 10.1001/jama.2015.15217

16- Marashi A, Abukhalaf I, Alfaraji R, Choman Y, Salahieh A (2017) Fotocoagulação panretiniana versus Bevacizumab intravítreo para o tratamento da retinopatia diabética proliferativa. Adv Ophthalmol Vis Syst 7(1): 00211. DOI: 10.15406/aovs.2017.07.00211

17- Retina. 2009 Sep;29(8):1134-40. doi: 10.1097/IAE.0b013e3181b094b7. Bevacizumab intravítreo e fotocoagulação panretiniana para retinopatia diabética proliferativa associada a hemorragia vítrea.

18- JAMA Ophthalmol. 2013 Mar; 131(3): 283-293. doi: 10.1001/jamaophthalmol.2013.2015 PMCID: PMC4217122 NIHMSID: NIHMS614714 Ensaio Clínico Randomizado Avaliando Ranibizumabe Intravítreo ou Solução Salina para Hemorragia Vítrea de Retinopatia Diabética Proliferativa Abdhish R. Bhavsar, M.D. (Presidente do Protocolo),1 Karisse Torres, MPH,2 Roy W. Beck, MD, PhD,2 Neil M. Bressler, MD,3 Frederick L. Ferris, III, MD,4 Scott M. Friedman, MD,5 Adam R. Glassman, MS,2 Raj K. Maturi, MD,6 Michele Melia, ScM,2 Michael A. Singer, MD,7 Cynthia R. Stockdale, MSPH,2 e Rede de Pesquisa Clínica em Retinopatia Diabética

19- JAMA Ophthalmol. 2014 Jul; 132(7): 889-890. doi:

10.1001/jamaophthalmol.2014.287 PMCID: PMC4491911 NIHMSID: NIHMS676929 Avaliação dos resultados 1 ano após a utilização a curto prazo de ranibizumab para hemorragia vítrea devido a retinopatia diabética proliferativa Abdhish R. Bhavsar, M.D., Presidente do Protocolo,1 Karisse Torres, MPH,2 Adam R. Glassman, MS,2 Lee M. Jampol, MD,3 e James L. Kinyoun, MD4, para a Rede de Investigação Clínica em Retinopatia Diabética

20- Int Ophthalmol Clin. Manuscrito do autor; disponível em PMC 2015 Abr 1. Int Ophthalmol Clin. 2014 Spring; 54(2): 141-153. doi: 10.1097/IIO.0000000000000027 PMCID: PMC3980167 NIHMSID: NIHMS558621 Gestão atual da hemorragia vítrea devido a retinopatia diabética proliferativa Jaafar El Annan, MD e Petros E. Carvounis, MD, F.R.C.S.C.

21- U.Spandau, M.Pavlidis, 27 gauge vitrectomy :minimum sclerotomies for maximal results , DOI 10.1007/978-3-319-20236-5_10

# Inteligência artificial

A ideia da inteligência artificial é deixar o computador fazer coisas que requerem a inteligência humana. A retinopatia diabética e o edema macular diabético podem ser, por vezes, um quebra-cabeças para os oftalmologistas, especialmente para aqueles que não são especialistas em retina ou que, por alguma razão, não têm um especialista em retina disponível

O Retinal Assistant Module é uma ferramenta em linha de inteligência artificial criada pelo autor para ajudar os oftalmologistas e os prestadores de cuidados de saúde ocular a dar recomendações de gestão para gerir vários cenários clínicos de retinopatia diabética e edema macular

O Retinal Assistant Module é reconhecido como um recurso no conselho internacional de oftalmologia como uma ferramenta online para ajudar a categorizar e triar a gestão da retinopatia diabética e da oclusão venosa da retina, que oferece aos oftalmologistas recomendações de gestão automatizadas.

O Retinal Assistant Module pode ser acedido através deste URL: http://www.amretina.tk

## UTILIZANDO O MÓDULO DE ASSISTENTE DE RETINA

Ao entrar no sítio Web, o médico concorda com as condições de utilização deste serviço, figura 1

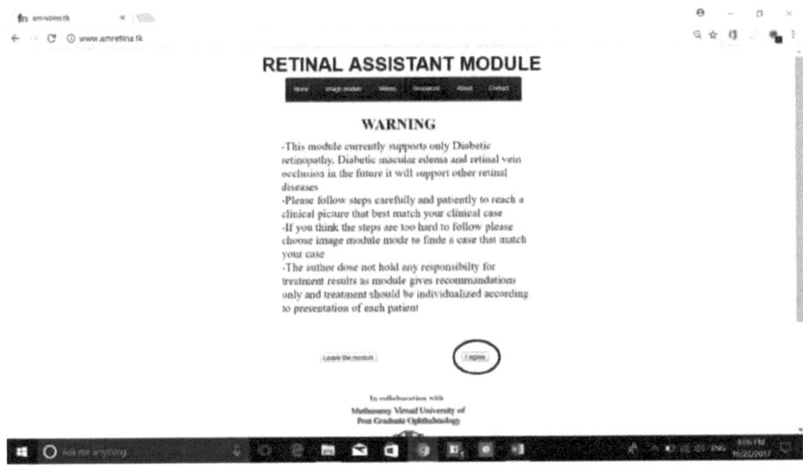


Figura 1

Em seguida, o médico escolhe se o caso é de retinopatia diabética ou de outra entidade figura 2

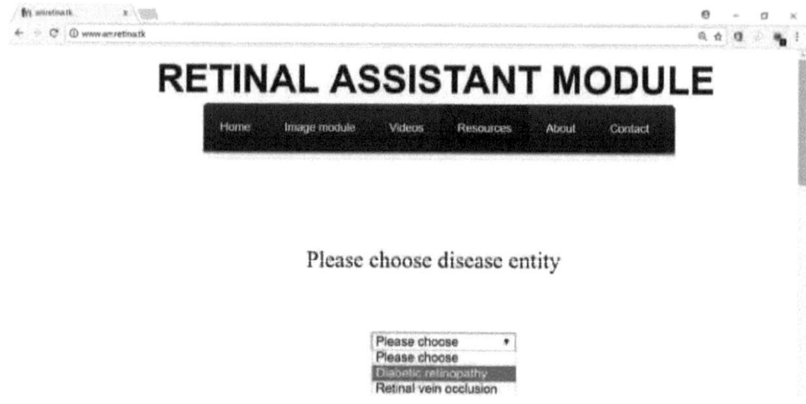


Figura 2

De seguida, são apresentados vários achados clínicos que podem estar presentes na retinopatia diabética e o médico deve escolher o cenário clínico que mais se aproxima dos achados do seu doente figura 3

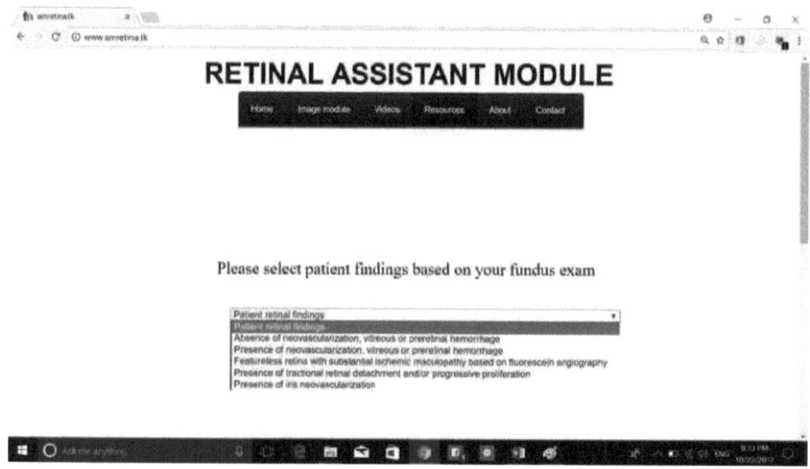


Seguir os passos escolhendo o que corresponde aos achados do doente leva a uma recomendação de gestão apoiada por recursos figura 4-7

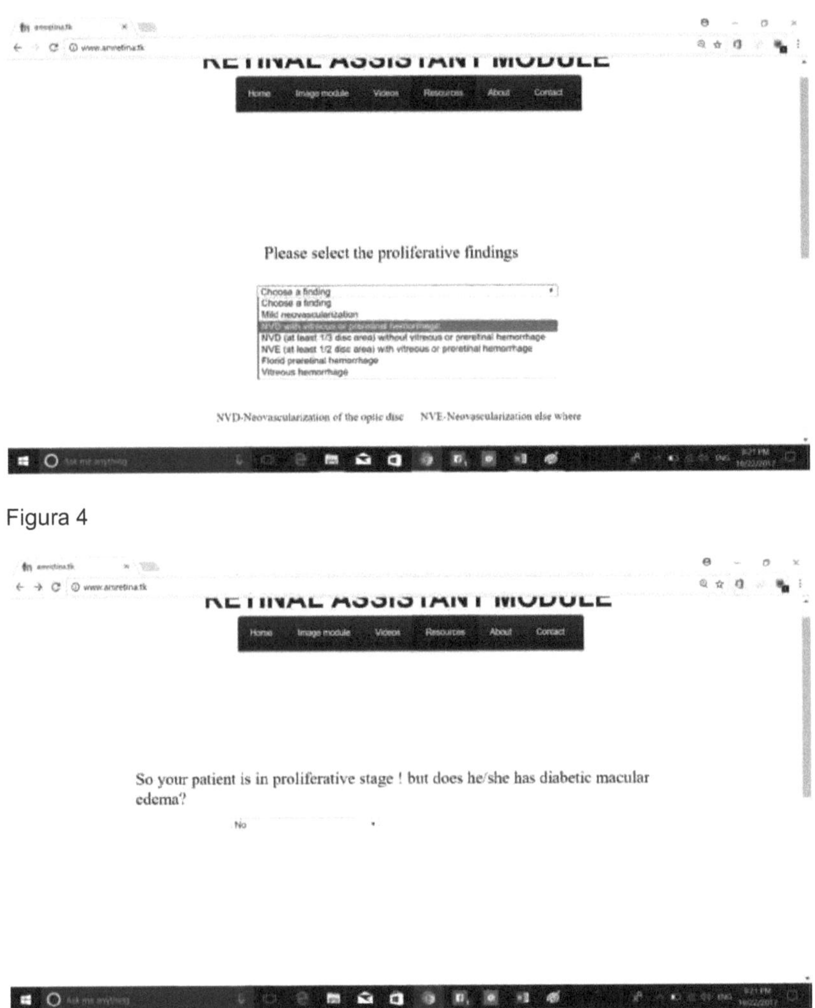


Figura 4



Figura 5

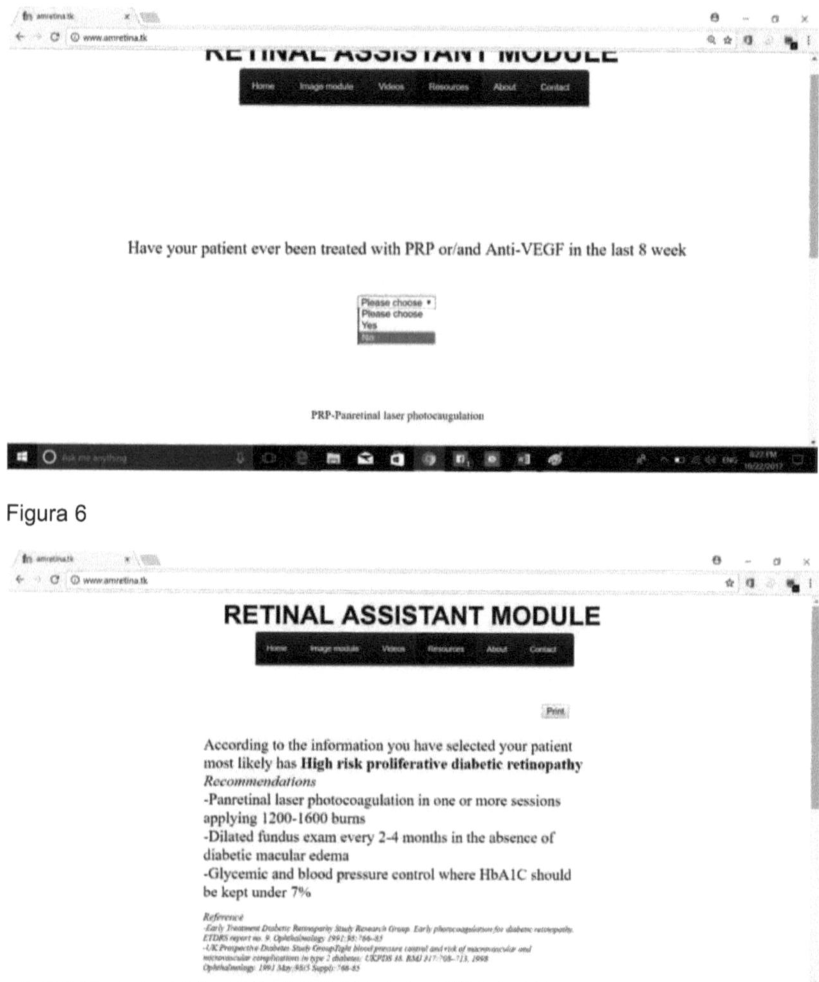


Figura 6



Figura 7

O algoritmo do programa pode resolver até mesmo cenários complexos, como o fracasso do tratamento de uma ou mais modalidades de tratamento, e lidar com cenários de múltiplas entidades, como a retinopatia diabética proliferativa com edema macular diabético.

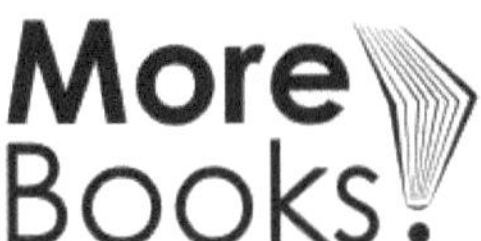


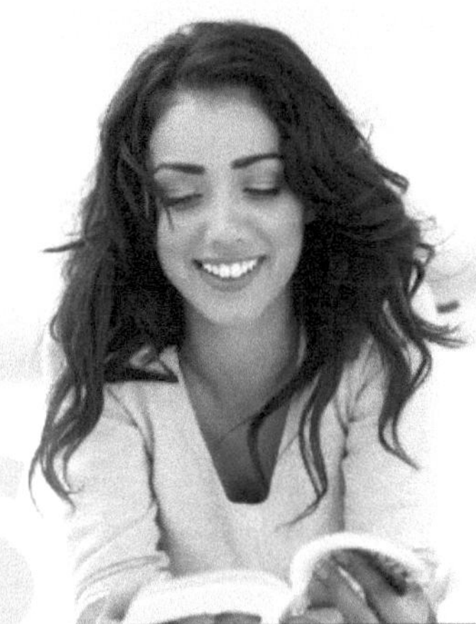

# I want morebooks!

Buy your books fast and straightforward online - at one of world's fastest growing online book stores! Environmentally sound due to Print-on-Demand technologies.

Buy your books online at
**www.morebooks.shop**

Compre os seus livros mais rápido e diretamente na internet, em uma das livrarias on-line com o maior crescimento no mundo! Produção que protege o meio ambiente através das tecnologias de impressão sob demanda.

Compre os seus livros on-line em
**www.morebooks.shop**

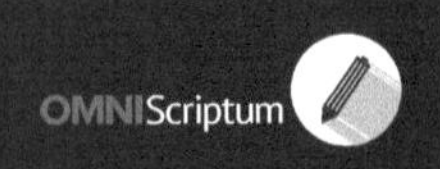

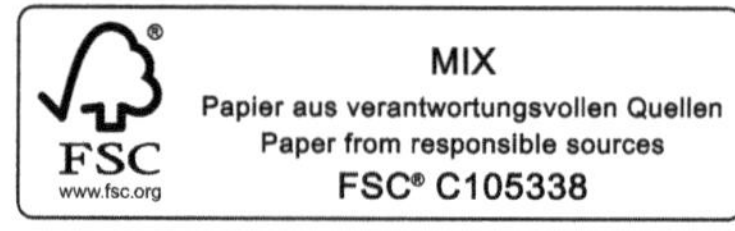


Printed by Books on Demand GmbH, Norderstedt / Germany